U0231974

没读过我 就别整容

[韩国] 金炳健 著

贾洁 译

译林出版社

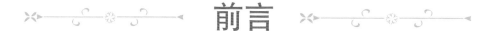

决定整容的人啊，你至少要知道这些

理性深思，再做不迟

　　前不久，一名型男留学生用自己的干细胞做了脸部整容手术后遭受晴天霹雳。严重的手术副作用让他的五官几乎完全变了形，皮肤也肿了起来，上面还密密麻麻留下许多小坑，惨不忍睹。这位学生正是一味听信了整形医生"毫无副作用并且整形效果超级好"的话，根本没有多加思考便盲目进行了手术。不要说什么超级好的整形效果了，这样一副面容，让他不得不中断学业，必须接受针对副作用的治疗。"当时何必呢？"追悔莫及，可惜已无力回天，只能干流眼泪了。实在是令人惋惜啊！

　　正因如此，弄清自己为什么要做整形手术便显得很重要。把自己的脸交给整形医生之前要千万遍地思考，千万遍地纠结。你去面馆吃饭前总会琢磨是点海鲜面吃呢还是点炸酱面吃呢，去购物时总会思考是买那个打折的连衣裙呢还是买原价的呢，这些小事情大家都会犹豫再三才做决定，为什么关系到自己脸和身体的事情，仅凭医生的一两句话就武断地做决定了呢？我举这个例子就是想说明小事都要思考一下，那整形是和身体、发肤，和自己后半辈子的幸福密切相关的，必然是要深思熟虑、慎之又慎的。整形毕竟不是在海鲜面和炸酱面之间做选择，更不是在原价的和打折的连衣裙之间做选择。整形是你的身体的某一部分即将发生改变，这可不是伴随你一时半刻，而是伴随你一生的身体，所以一定要慎之又慎，不仅自己要多思考，还要和医生多咨询、多沟通，真正经过多次的考量后再做决定，不然不满意手术效果或术后的副作用会让你付出惨痛的代价。希望你不是"因为哪个艺人做了"、"因为我的某位朋友强烈推荐"这样冲动的理由就在脸上、身体上动刀子！

刀在脸上的瞬间，从此就没有自然美人一说

有的医院会刻意追随潮流，把时下流行美的元素添加到整形中去。在给患者介绍的时候既有与时俱进的新鲜感，又能有效地说服患者。患者们听了这么多游说之辞后，大多会觉得整形美容手术迫在眉睫，刻不容缓。虽然说时代不同，美女评判标准也不同，但我们也不能因为美的标准变一次，就做一次整形手术吧！那样即使你能hold住，恐怕你的脸也hold不住！与其一味地追随潮流，不如换个角度看问题。反正美女判定标准时时改变，与其追随流行的脚步，不如做个乐天派，等着流行来找你，积极地告诉自己："说不定哪天，我这样的脸正中流行元素的下怀，我就是美的标准！"不要急着否定自己，说自己长得丑，多照照镜子，对着镜子里的美女微笑，你会发现她也是有很多漂亮的地方哟！你确定你有对着镜子仔细地端详自己吗？不要每天拿着画报上艳丽的女明星的照片和自己的素颜照做比较，然后沮丧地说自己丑，更不要认为自己只要做了整形手术，整个人生和命运就会因此而改变。

一味追随一直变化的美女评判标准，岂不是有些自寻烦恼？因为美女评判标准不仅会顺时针产生延续性的改变，偶尔也会逆时针产生颠覆性的改变。例如，依据当

代人的审美观念，判断美女的第一标准就是双眼皮、大眼睛。可是仔细想想韩国的花样溜冰选手金妍儿。金妍儿是单眼皮，这个特殊的单眼皮依旧是大众公认的美女。当然，也许是她卓越的冰上表现给她添姿加彩，让她光芒四射，让看奥运会的每个人都对她刮目相看。金妍儿的美女称号可不是因为做了双眼皮手术得来的，而是她自身散发的魅力和她平时勤勤恳恳的努力让她技惊四座，稳稳地坐上了美女的宝座。不管整形外科技术有多么高超，动了刀后就再也不是自然所造，整形成就不了自然美女。不要因为整形的副作用、整形中毒、再手术等，让自己的后半辈子在泪水中度过。即使你现在下定了决心，看过此书后，也希望你再三考虑！

盲目整形，万万不可

我想在这里特别说一下的是，有很多考生把高考后整形当成进入大学前的一门必修课程。我多少能理解这些学生的心情，追随流行美之心人皆有之，但是把整形看做一种需要追随的潮流，那肯定是大错特错的。当今社会，公司面试也好，谈婚论嫁也罢，的确是很多都以貌取人，大家关注整形是无可厚非的。很多人从朋友那儿或互联网上大体了解了一些整容信息之后，就觉得自己了解了整容，甚至对自身的整形有了整体的构思。但是那些按照自己的想法做了整形手术的同学往往很难接受自己的构思和实际手术后的面孔不同的事实。为了避免发生这样的情况，事先便要向整形专家多咨询你到底需要什么样的手术，还要多多了解术中和术后有什么危险性等。不仅要勾画自己整形后的形象，更要多多了解手术后可能产生的副作用。千万不要侥幸地认为那么多人可能也就有那么一两个会有副作用，怎么轮也轮不到我身上。为了美好的大学生活，请一定要敏于思，慎于行！

　　至于本书积极地阐述整形的副作用和整形的缺点，并无曲解整形之意，仅仅是为了把一直隐藏在暗处的整形拉到明处。如果一定要整形，那这本书就是一盏给你指引前进方向的灯塔，引导你前行，避免你迷失方向，不要让想变美丽的梦变成噩梦；引导你深入思考自己到底是什么样子的，应该怎样扬长避短去整形；引导你扔掉只要整形就会变漂亮的错误想法。要谨记：整形只不过是改善自身形象的一个手段，而不是最终目的。打消盲目整形的念头，正确选择自己需要整的部位，正确了解整形信息后再选择比较专业的医院。即使是同一个医生、同一台手术，因为患者不同，效果也会有所不同。希望这本书能帮助对整形存在误解或抱有过高幻想的人们，能解救那些正沉浸在整形的苦闷和矛盾中的人！

整形外科专家　　金炳键

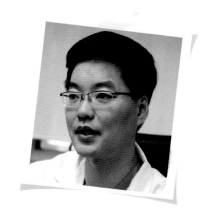

目录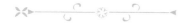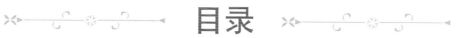

第一部 我想变漂亮

这个时候我想做整形手术 2

和美女没有生意做? 8

长得漂亮万事皆通 14

羡慕天使的面孔、魔鬼的身材 20

漂亮也是一种流行,那么当流行成为过去时怎么办? 26

他和她一起去做情侣整形手术 28

艺人整形? 网上一搜便知 32

这个时候必须要整形 36

扔掉只要整形就能变漂亮的幻觉 40

自我整形测试 46

医生咨询

想做整形手术的人一般都有强烈的自卑心理,这种说法对吗? 7

大众舆论对人造美女真的只持一味否定的态度吗? 13

什么人是一定需要整形的? 39

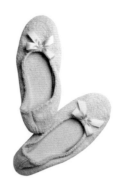

第二部 我可以整形吗？

找到自己有魅力的地方　　　　　　　　　　　54

用4个案例说明什么是改善形象　　　　　　　60

你不是整形外科专家　　　　　　　　　　　　64

整形也要讲究时机　　　　　　　　　　　　　68

整形的过程很重要　　　　　　　　　　　　　72

下了决心就从找专家咨询开始　　　　　　　　76

医生也害怕网络信息　　　　　　　　　　　　82

过犹不及——论整形中毒症　　　　　　　　　88

便宜没好货，整形也是如此吗？　　　　　　　94

整形不是终点　　　　　　　　　　　　　　　100

医生咨询

具体什么是黄金比例？　　　　　　　　　　　59

该如何选择医生？　　　　　　　　　　　　　81

应该如何获取准确的整容资料和正确的整形信息？　87

如何克服整形中毒症？　　　　　　　　　　　93

脱发治疗的原理是什么？　　　　　　　　　　105

第三部 各部位整形完全攻略

★ 第1章　眼部整形　　　　　　　　108

　　双眼皮手术（重睑术）　　　　109

　　眼形矫正　　　　　　　　　　110

　　开眼角（内眼角及外眼角）　　111

　　眼睑下垂矫正　　　　　　　　112

　　眼窝再造、卧蚕眼手术　　　　113

　　黑眼圈去除　　　　　　　　　113

★ 第2章　鼻部整形　　　　　　　　116

　　隆鼻整形　　　　　　　　　　117

　　鼻长矫正　　　　　　　　　　117

　　歪鼻矫正　　　　　　　　　　118

　　鼻小柱矫正　　　　　　　　　119

　　鼻部缩小术　　　　　　　　　120

　　鼻孔矫正　　　　　　　　　　121

★ 第3章　脸形矫正　　　　　　　　124

　　V字脸手术（下颚整形）　　　125

　　四方脸矫正　　　　　　　　　126

　　高颧骨矫正　　　　　　　　　127

　　双颚前突矫正　　　　　　　　128

　　下颌前突矫正　　　　　　　　129

　　下巴矫正　　　　　　　　　　130

★ 第4章　胸部整形　　　　　　　　132

　　隆胸手术　　　　　　　　　　133

　　巨乳缩小术　　　　　　　　　134

　　乳头矫正　　　　　　　　　　136

　　乳房下垂矫正　　　　　　　　137

★第5章　手术除皱　　　140

　　眼角皱纹　　　141

　　嘴角纹（八字纹）　　　142

　　额头纹和眉间纹　　　143

　　全脸皱纹　　　144

★第6章　腹部整形　　　146

　　腹部吸脂　　　147

★第7章　手臂、背部整形　　　150

　　手臂吸脂　　　151

　　背部吸脂　　　151

★第8章　臀部整形　　　154

　　"香蕉肉"切除手术　　　155

　　Hip-up臀部提升手术　　　155

★第9章　腿部整形　　　158

　　小腿肌肉缩小术　　　159

　　高频小腿肌肉缩小术　　　160

★第10章　唇部整形　　　162

　　唇部增厚　　　163

　　唇部缩小　　　164

★第11章　酒窝、肚脐、
　　　　　锁骨、耳垂整形　　　166

　　酒窝塑形　　　167

　　肚脐整形　　　168

　　锁骨整形　　　168

　　耳垂整形　　　169

★第12章　注射整形　　　172

　　肉毒杆菌　　　173

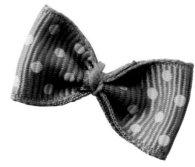

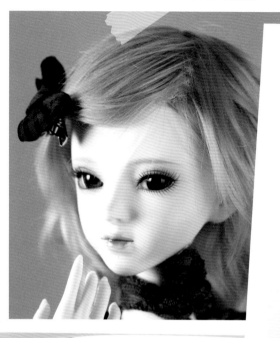
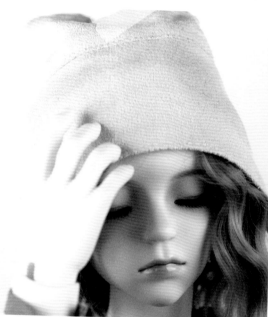
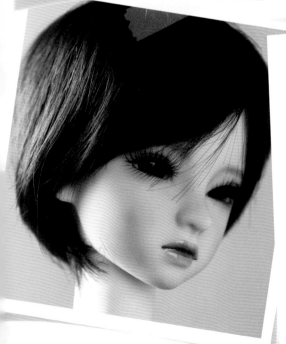
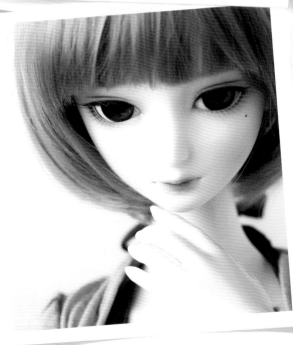

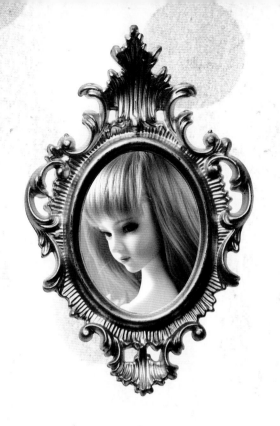

Part 01
第一部

我想变漂亮

　　谁都希望别人眼中的自己是最漂亮的。选择整容手术的人们虽然有一部分是为了就业或者自我满足，但绝大多数人都是为了能够成为俊男靓女，坚信通过整形能弥补自身的不足或缺陷。对"从头到脚"都是热点话题的整形，什么才是真实可靠的，什么又是对整容的曲解，我们需要投石问路弄个明白。

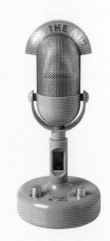

这个时候我想做整形手术

我体内有一股要变漂亮的强烈冲动

"那女的漂亮吗？"

美是人类自古以来的追求。为了把自己塑造成从脸到身体都完美的美女，不知有多少女性吃了多少苦、流了多少泪。为了拥有李英爱般白嫩的肌肤，不惜去注射激光；看到了林秀晶做的SK-Ⅱ广告，大家也会花上大把银子蜂拥着去买SK-Ⅱ成套的护肤品；还有一些女人寻来好莱坞那些巨星的照片，寻找她们常用的护肤品的牌子，效仿她们的妆容之术。虽然做起来很辛苦，但她们却乐此不疲。为了让别人看到更美丽的自己，为了让自己变得更出众，做什么都是值得的！美丽无敌！

相亲之前男方一般会先问媒人："那女孩漂亮吗？"

听说好朋友交了新的女朋友，我们总是性急得连弯都不会拐地直接打听道："那女孩漂亮吗？"

公司新来的女职员上班报到前，男人们总是不厌其烦地一遍又一遍问："新来的那女孩漂亮吗？"

女为悦己者容，其动力来自男人们无数次的追问："那女孩漂亮吗？"所以，除了让自己变漂亮之外，别无他法。

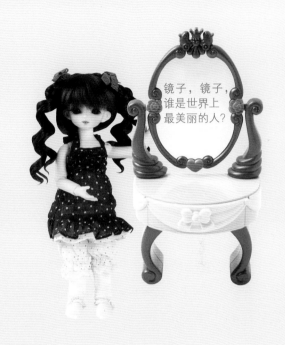

镜子，镜子，谁是世界上最美丽的人？

女人追求漂亮是为了迎合男人们的愿望和社会的要求。为什么听了"女人外貌漂不漂亮不重要，心灵美的女人才是真正的美人"这句话的人会嗤之以鼻？说到底还是因为男人们大都会为漂亮女人魂不守舍。不管是找工作还是谈恋爱，漂亮女人的机会总是多一些，这些都是不争的事实，所以一时间有整形想法的女性也如雨后春笋般多了起来。

我要是鼻子再稍稍垫高一点儿会显得更干练，我要是早点儿把我这张大脸稍微整小一点儿说不定已经找到合适的工作了，要是早点儿把这扁长的丹凤眼变成闪烁着智慧光芒的双眼皮大眼睛，说不定男朋友就不会离开我了……许多人会将不顺的境遇、对自身的不满归结为自己长得不够漂亮，好像通过整形所有问题在一瞬间就会迎刃而解。再看看明星们吧，任何人看了她们过去的脸都会觉得那是一张再普通不过的脸。

借助尖端医学手段，她们才勉强有了艺人所应具备的基本的娇好面容。不知从何时起，艺人整形日渐增多，整形不再是隐秘的、见不得光的事情，人们不用再偷偷摸摸地光顾整形医院，而是正大光明地、堂而皇之地登门造访，整形在社会上已发展成一种潮流、一种时尚了。

我想整形

韩国女笑星金信英在一档脱口秀节目中透露："我也曾特意为了咨询整形的费用去过整形医院。"她的这句话引起了现场对整形的一阵热议。她打趣地说，在医生告诉自己整容搞不好还是件要命的事情之后，她从此再也不敢踏入整形外科的大门，就连整形医院也是远远地绕着走的。此番话顿时让演播厅成了一片笑声的海洋。笑星们大都先以有喜剧色彩的外表取悦于观众，再以表演俘获观众的心。金信英为了自己的事业选择了有喜剧色彩的外表。但是从她的话中我们不难看出，追求美是所有女性与生俱来的本能，金信英也不例外，她也曾经历过一番彷徨。是选择自己所爱的事业还是美貌？最终她还是选择了以现在这种胖墩墩、可爱的招牌形象出现在荧屏上。

那些毕生心愿就是希望别人赞赏自己漂亮的女性，为了美丽忍着眼泪减肥瘦身，花大把的钱去做美容，涂抹着高端品牌的护肤品，却没有听到谁赞赏自己。虽不会自暴自弃地认为自己长得丑，但总觉得还是有那么2%的不足，总是这样和自己过不去：那2%的不足到底在哪儿？应该怎么办？

那些毕生心愿就是相亲之后男人的第二次约会邀请会如期而至的女性，左等右等却没有等来第二次约会邀请，谁见了都会说是因为女方不够漂亮才没有接到

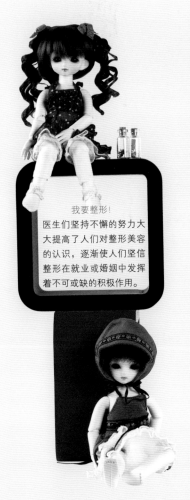

我要整形！
医生们坚持不懈的努力大大提高了人们对整形美容的认识，逐渐使人们坚信整形在就业或婚姻中发挥着不可或缺的积极作用。

第二次约会邀请的。某个女孩上学时读书用功最终获得了高薪职位，却没谈过一次恋爱，没交过一个男朋友；某个女孩一点一点积累终于存够了嫁妆钱，但别说结婚对象，身旁连一个交往的男人都没有。也就是说，她们除了长得丑点儿外，挑不出什么毛病来。

那些抱着"无论多难，也要考上公务员"的念头并为此而不懈奋斗的女性在终于考上公务员后，看到男同事眼中只有美女，却对自己视而不见，她们也只能愤懑地念叨："在单位能把工作做好是最重要的，长得好有什么用啊……"这绝不是她们闲来无事，没事找事，而是对美的极度追求和向往让她们不由自主发出的内心感言。

"如果说有毕生心愿的话……"

女人们为了摆脱这些烦恼，都不约而同地选择了"整形"这个方法。我想整形！女人们都不约而同地认为整形是实现毕生愿望的唯一方法，坚信通过整形一定能弥补自身的不足之处。整形外科医院的医生们大大提高了人们对整形美容的认识，让整形在就业、婚嫁中发挥了积极肯定的作用。

讲几个案例。一个女孩拥有一双很锋利的眼睛和鹰钩鼻，给人的第一印象就是她是个很顽固的女孩。后来她接受了眼睛和鼻部的整容手术，最终成功就业。

一个女孩因自己是国字脸，常常特意散下头发遮盖脸颊，散发一股忧郁的气息，让男士们轻易不敢接触。这个女孩后来接受了磨腮手术，改变了面部的整体轮廓后，不仅有了自信，表情也变得明朗起来，听说后来也找到了合适的恋人。

那么大多数韩国女性到底最想从哪里整起呢？整形外科专家们表示，最经济实惠的就是现在在整形界人气最高的、有"整形入门课题"之称的双眼皮手术。

不知从何时起，给人干练感觉的又大又圆的眼睛取代了东方传统的细长丹凤眼，成为了这个时代新的审美标准。眼睛是决定第一印象好坏的最重要部位。脸部是人的视线最集中的地方，所以做了双眼皮手术后，会给人留下更好的印象。正因如此，双眼皮手术既是韩国整形外科医生们最擅长的手术，也是韩国女性最值得信赖的整形手术之一。双眼皮手术一直占据着整形手术的第一位。一般来说，不是因为身体问题而选择整形手术的人大多以脸部整形为主，依次是眼睛、鼻子、磨腮、颧骨缩小，然后是胸部整形。

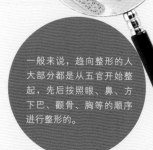

每个人的内心深处都希望在异性面前展现自己漂亮的一面。虽然有些人仅仅是为了就业或者自我满足，但大多数人还是为了实现自己的俊男美女梦而接受整形手术的。许多女性对"从头到脚都是热门话题"的整形充满了渴望，想要通过医学技术的帮助改善自我，并因此而举棋不定。

一般来说，趋向整形的人大部分都是从五官开始整起，先后按照眼、鼻、方下巴、颧骨、胸等的顺序进行整形的。

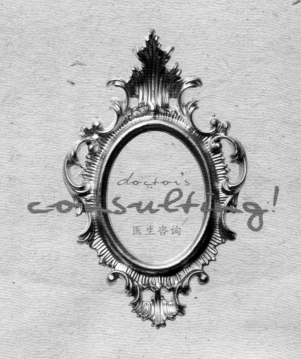

doctor's
consulting!
医生咨询

想做整形手术的人一般都有强烈的自卑心理，这种说法对吗？

整形患者的心理自卑感大概可以分为三种。第一种是想要把自己不美的部位按照美的标准整形的先天性自卑感；第二种是随着生长发育，觉得自己耳、目、口、鼻变得不再漂亮而郁闷的后天性自卑感；还有一种就是因为事故或某种打击使外貌突然变样而产生的自卑感。先天性自卑和后天性自卑的人大多对整形手术会抱有一种羞耻感或犹豫之情，而因为事故等造成外表变化的人对整形手术则好像没有那么强烈的自卑感。

和美女没有生意做？

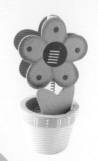

金丝草是韩剧《花样男子》的女主角，千智爱是韩剧《贤内助女王》的女主角。

我也想成为金丝草、千智爱

不久前，两位花样美男给大批女性的整形愿望火上浇油。这两位帅哥就是具俊表和徐泰俊（具俊表和徐泰俊分别是《花样男子》和《贤内助女王》的男主角，徐泰俊又名徐泰丰——译者注）。二十岁花样美男代表李民浩（具俊表的扮演者）虽然有些少爷习气，但在观众心中就像个可爱的小弟弟；三十多岁的花样美男代表尹尚贤（徐泰俊的扮演者）不仅拥有出色的外表、动听的歌喉、幽默风趣的个性，还是位超级浪漫达人，一时间俘获了无数女人的芳心。

哪怕只看过电视剧《花样男子》和《贤内助女王》一次的女人，都会幻想自己站在具俊表或徐泰丰身边该多好。当俊表温柔地叫道"金丝草"的时候，所有的女性都是金丝草；当泰丰高声喊道"大婶"的时候，所有的女性又会把自己幻想为那位大婶。如果能有一个像这两位男性一样拥有完美无缺的外貌、富有的家庭背景，即使是稍稍有点儿少爷习气，但在心爱的女人面前并不会粗声粗气、从来都是温声细语的男朋友，那该有多好啊！要是有"韩国平民代表"之称的金丝草都可以拥有这样的美男子，其他女人更能畅想一下了。而那个泰丰心爱的大婶更离谱，居然是个有夫之妇，还带着个孩子。女观众们一瞬间就联想到了自己：要是我的话也值得去搏一搏了。这个想法不错。

如果俊表无视长相平凡、脾气不好的平民少女金丝草，而和霹雳娇娃（《查理的天使》）中的某个女人坠入爱河的话，那电视剧也就索然无味，没什么看头了。在剧中，金丝草不是一个为了让俊表多多关注自己就像霹雳娇娃一样镜子从不离手的化妆高手，而是一个不管什么时候都一副闲散、土里土气模样的女人。俊表连一个眼神都不屑给霹雳娇娃，他对大张旗鼓地做完整形手术回来的完美女人吴闵智不理不睬，独爱外貌条件和自己一点也不匹配、看似一无是处的金丝草。

泰丰也是如此。只有泰丰一个人宠爱千智爱吗？不，不光是泰丰，千智爱的丈夫温达秀，把千智爱珍藏在自己心里的初恋韩俊赫部长也是这样的。在电视剧中，虽然有经过整形手术变漂亮，并最终成为部长夫人的凤顺，虽然有各方面条件都堪称优秀的社长夫人

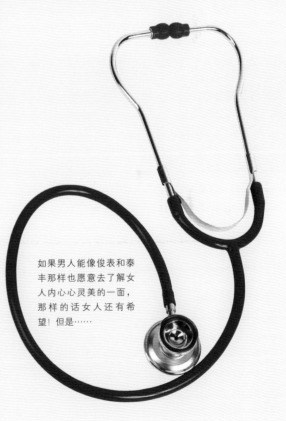

如果男人能像俊表和泰丰那样也愿意去了解女人内心心灵美的一面，那样的话女人还有希望！但是……

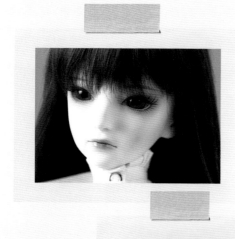

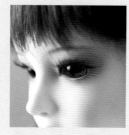

是谁说先要有漂亮的面孔才能再看内心美不美，有没有魅力来着？

晓贤，但是温达秀和她的初恋情人俊赫只在千智爱面前寸步不离，我们的浪漫男主角泰丰这位在典型的小市民主妇智爱眼中的白马王子更是如此。和泰丰有着天壤之别的智爱不仅无知，还经常可爱得过了头，虽然说漂亮脸蛋多少能弥补一下不足，但她还是个带着孩子的上了年纪的妈妈呢！看来，外貌也不一定能代表全部。如果男人能像俊表和泰丰那样愿意去了解女人内心心灵美的一面，女人还是有希望的！

不漂亮的幼景也能成为三角恋主角

还有一部让人看后对恋爱心生无限向往的电视剧——《PASTA》。这部电视剧首播的那段时间，经常会有人出现奇怪的症状：不自觉地嘴角上扬，扭捏着身子还同时发出阵阵嘻嘻的笑声，甚至有的人还患上了失眠症，彻夜羡慕剧中女主角的完美爱情！《PASTA》讲述了这样一个故事：女主角是一名意大利餐厅的助理厨师，她为了成为一流的厨师而坚持不懈地努力练习，最终凭借勤奋实现了自己的梦想，并收获了一份甜蜜的爱情。真是羡煞诸位观众，并催发看电视剧人心中的爱情萌芽呀！

这部电视剧最能引起我们关注的地方是，其貌不扬的助理厨师居然俘获了花样美男的心，这是为什么呢？

尽管花样美男厨师长贤旭总是嚷嚷幼景鼻子不好看，手不好看，可还是毫不介意幼景的外貌喜欢上了她，吻了她的眼睛。这实在是太让人羡慕嫉妒恨了！为什么会发生这样的事情呢？那是因为幼景从来都是大大方方承认自己外表上的不足。她知道自己的鼻子长得不好看，那怎么了？又不影响生活；她知道自己的手也长得不漂亮，可是不都说手越粗糙越像个厨师吗？直截了当地说着自己想说的话，坦率真诚地面对每个人，幼景就是这么一个能欣然接受自己长相的心胸宽广的女孩子。

正因如此，幼景逐渐占据了内心高傲的花样美男厨师长的心，也凭自己的真诚赢得了广大观众的认可。她的秉直和自信早就超越了其外表上的不足，告诉我们不是仅凭外貌就能夺取人心的，与其埋怨外貌不好，倒不如把精力放在找寻属于自己的魅力点上，不漂亮的女孩一样能成为浪漫故事的主人公。这回大家终于可以放下一直逼迫自己要变美丽的强迫症了吧。

审美标准是时时刻刻变化的

漂亮是很主观的一种评价。在整形领域中因为评价者不同，评价标准也会有所不同。所以不要一味觉得别人漂亮，就硬要把别人的这种漂亮通过整形手术安放到自己脸上，因为这种漂亮的标准是在时时刻刻变化的。

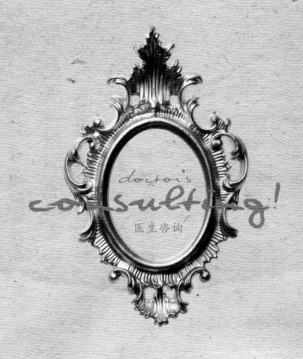

doctor's
consulting!

医生咨询

大众舆论对人造美女真的只持一味否定的态度吗？

最近对整形手术的理解和过去有所不同，很多人在一些情况下会认为整形是不二选择，但这并不代表全民都会积极肯定地看待整容。虽然追求美是整个社会的要求，但大多数人对整形手术还是存在偏见。初次见到一个人时，最先映入眼帘的不是这个人的心灵和性格，而是外貌，所以我们常常会仅凭外表去评判一个人。在就业或社交生活中，外表在判断人的能力方面起到了很重要的作用。所以从这一点上来说，人们还是认为整形是有一定必要性的。

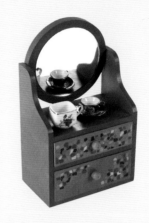

长得漂亮万事皆通

你问为什么想整形？

当灰姑娘破衣烂衫地在家里干活的时候，王子根本就没有认出她来，所以不得已王子只好用试鞋子的办法来确认究竟谁才是和自己跳舞的那位美丽姑娘。当确认完毕，王子才和灰姑娘坠入爱河并举行婚礼。白雪公主也是因为像雪一般的水嫩皮肤和像樱桃一样的红唇才引来王子深情的一吻，换做一个长相平凡的女人在树林深处的小木屋里沉睡试试？日理万机的王子一定会从马上下来吻她吗？有句俗话说，越是你讨厌的人就越要给他一块年糕（此乃韩国俗话，意思是给了他好吃的他才能不妨碍你赶紧离开）。长得漂亮的女人，得到的就不是年糕，而是英俊的王子了。

就拿街上的交通事故来说吧。正当车主嚷嚷着"女的不在家围着锅台转，跑出来干什么"的时候，如果从车里出来一位长发飘逸的耀眼美女以可怜巴巴的眼神看着他，瞬间肇事美女的一切错误都能被原谅；要是下来一位长相一般的女人，车主肯定二话不说直接联系保险公司，没听到爆粗口那就是万幸了。

又何止于此啊！人们看见首尔大学毕业的漂亮女孩子就会说："长得漂亮还

学习好，简直是个德才兼备的绝代佳人啊！"再看见虽然是首尔大学毕业，但长相不漂亮的女孩子就会一百八十度地大转弯说："长得不好看，就一心扑在学习上了，还好读了个好学校，不然真没救了。"

为就业整形是有道理的

刚刚踏出校门的二十几岁的年轻人为了找工作而四处奔波。他们准备外语能力考试，努力考取各类资格证书，这些都是必要的准备工作。而最近，为了就业去做整形咨询则变成了理所当然的事情。外貌自卑症越强的人，即使他很优秀，面试在即时还是会显得异常焦灼不安，这样的表现就需要靠整形才能克服。据说，应聘前有很多人会去整形医院要求把自己的脸整成能给别人留下深刻印象的比较个性的脸庞，或者咨询某个看起来疏于管理的部位能否做整形手术。

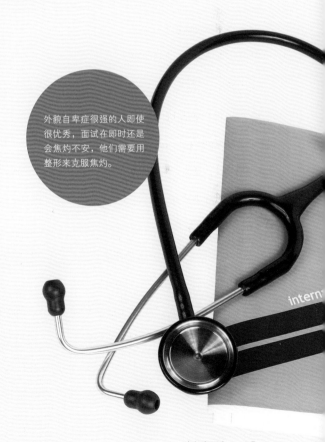

外貌自卑症很强的人即使很优秀，面试在即时还是会焦灼不安，他们需要用整形来克服焦灼。

没有下定决心做整形手术的人会对着照片中自己的脸畅想一番该如何整形。这时候对整形满怀期待，虽然可以让自己的畅想暂时停止，但如果一直带着过度的期待感，等真做了手术发现和想象中的自己不同的时候，又会让人有强烈的失望感，所以这样的畅想也有一定的反效果。

现在的PS技术非常高超，利用图像处理软件不仅可以把简历上的照片拉成瓜子脸，还能把眼睛稍稍放大一点点，甚至能去掉脸上的痣，让鼻子更挺，让皮肤更白皙。但是这样做反而让面试官们不禁怀疑照片中的人是不是求职者本人，所以最近很多公司对求职简历上的照片提出了明确要求，有的公司干脆直接声明只接受没有照片的求职简历。

整形能治百病？

对于想整形的女人，或者是对整形手术有着殷切期望的女人来说，整形几乎就是包治百病的良药。只要做了整形手术，就能结束长久以来游手好闲没有工作的日子；只要做了整形手术，这个夏天就可以昂首挺胸、自信满满地度过了。"外貌自卑情结"消失后，整个人的自信感便会百倍剧增，面试时面对主考官可以侃侃而谈了，约会邀请似乎也在频频增多。每件事情成功的几率都

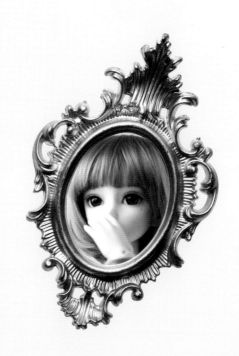

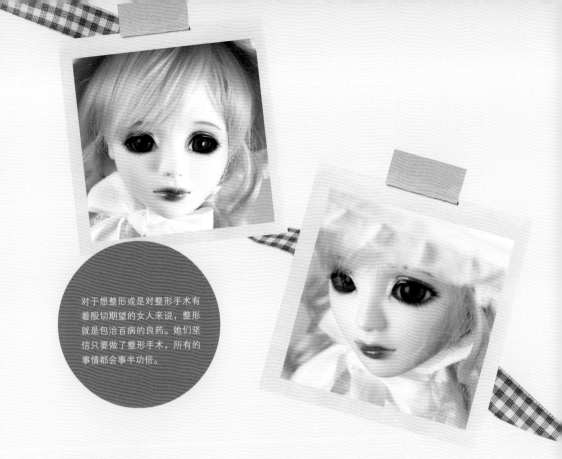

对于想整形或是对整形手术有着殷切期望的女人来说，整形就是包治百病的良药。她们坚信只要做了整形手术，所有的事情都会事半功倍。

在成倍增加。

来看一部叫《美女也烦恼》的电影吧！电影的女主人公是个又胖又丑的女生，虽然她有着出色的歌喉，能让自己在别人看不见的地方用歌喉炫耀一番，但外貌却一直困扰着她，使她在众人面前抬不起头来。在心爱的男人面前，她甚至自卑得连句完整的话都说不出来。她虽然在歌唱方面很有实力，却始终缺乏自信。最终女主角下定决心整形，并因此脱胎换骨，就像一个被施了魔法而华丽变身的姑娘。谁都不知道以前的她究竟是谁、长什么模样，整形以后她事业爱情双丰收。

手术前她是姜韩娜，手术后她就成了珍妮。

收入？不同了！从一个不出名的无业游民歌手一跃成为歌坛巨星……

男朋友？以前一直单恋别人，现在形势完全逆转，男朋友黏得紧紧的。

这时候整形就是包治百病的良药，不，应该说整形就是阿拉丁的那盏神灯。

人们期待做了整形手术后，不仅外貌会有所改变，人生也会有一百八十度的大转折。事实也是如此。秀丽的脸庞能给整容者带来自信，待人接物时也会变得不卑不亢、举止端庄，自然就多了份社会成就感。这些都是肯定积极的一面。但是若单纯地认为只要做了整形手术，这所有的一切都唾手可得，那就太危险了。

现在韩国的整形业发展是拜战争所赐。战争后为了还原那些在战争中经历伤痛残疾的身体，韩国的整形业开始急速发展，直到发展成今天这个规模。在科学技术如此发达的当下，整形固然可以改变人身上的很多缺陷，你也可以把整形当做使自己人生风生水起的希望，但是整形专家们还是会反复强调：整形的本质就是弥补先天性或者后天性身体上的畸形。本质既如此，那么期望整形的诸位，与其抱有整形包治百病的想法，不如脚踏实地地勤思该如何使自己的内心变得强大。找到自信，比什么都重要！

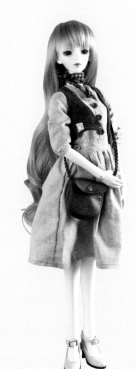

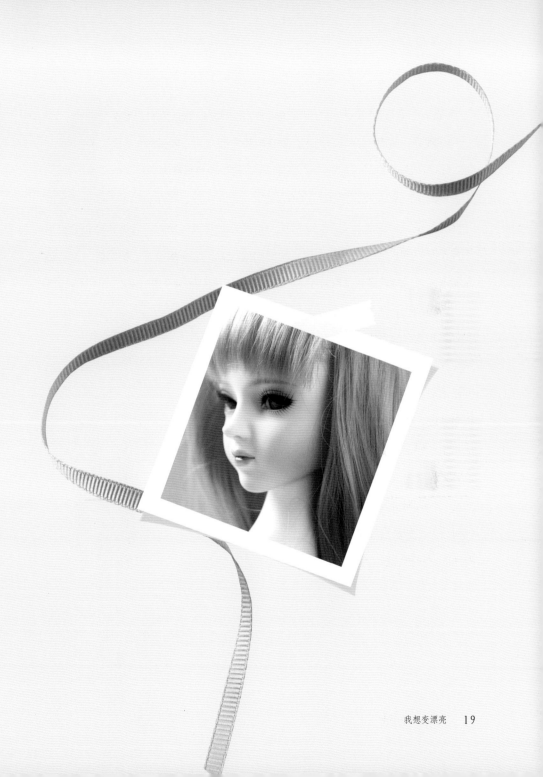

羡慕天使的面孔、魔鬼的身材

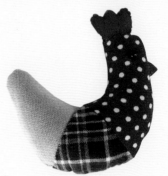

清纯性感两者兼备？哪儿有那样的女人！

　　众多男性被问到喜欢什么样的女人时大都会说"天使的面孔、魔鬼的身材的女人"。而听了这句话的女人们的反应几乎都是如出一辙地嗤之以鼻："哪儿有那样的女人呀？"要么就是："真是白日做梦啊！"一说到那些梦想着"白天淑女，晚上魔女"的男人就觉得他们过于庸俗，想想就让人挺倒胃口的。可是最近却是怎么回事啊？只能在梦里见到的女人现在只要一打开电视就能看见。以韩国人气女子组合After　School中的UEE和演员申敏儿为代表，这样的女人长相清纯，身材撩人，人气颇高，兼备了男人们喜欢的两大要素。"脸长得像天使，身体却是成熟女人"，人世间还有这样完美的女人，真有些不可思议。

　　UEE因为"大腿美女"的称号连日来成了人们讨论的焦点。在最开始After School新成员组建的时候还一直说她是"长着娃娃脸的少女"，但她在参加综艺节目《强心脏》时跳了碧昂斯（Beyonce）的舞，UEE惊人的舞技和从她腿上迸发出来的那种弹性和活力让观众不得不惊叹得互相打听："这是谁啊？"这种关注度与出道很久的申敏儿在刚出道时期，以其东南亚女人风的异国脸庞所受到的关注度差不多。演员长得漂亮几乎是一条定律，所以申敏儿刚开始并没有获得多少关注，直到她在号称"性感明星的专利"的韩国烧酒广告和牛仔裤广告中展示了自己诱人的身材后，才让人耳目一新，印象深刻，又在电影《厨房》中饰演了一个稍微晒点儿阳光皮肤就会变红的孱弱单纯的女主人公沫莱。她的性感和可爱是多么富有双重性，所以她们带给我们的除了感叹还是感叹了。

天使的面孔，小点儿，再小点儿！

"清纯玉女好还是辣妹好？"这样的问题就像问"炸酱面还是海鲜面"、"爸爸还是妈妈"一样让人左右为难。但是还是有答案的，那就是两者合为一体，清纯面孔、辣妹身材的美女。这类人间尤物就像能水陆两用的车一样，并不多见，但不是绝对没有。所以纯真和颓废、清纯和性感、孩童和成人，这些看似对立的要素，还是有办法把它们统一起来的，那就是打破固有观念后创造出来的超级火暴商品。

对清纯和性感的狂热不是某一天

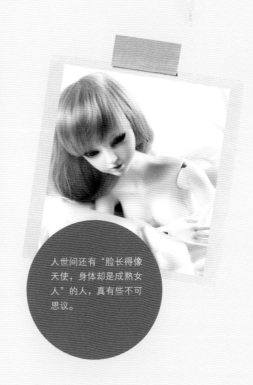

人世间还有"脸长得像天使，身体却是成熟女人"的人，真有些不可思议。

突然间爆发出来的。在此之前就刮过这样的流行风，以前还流行过S形曲线的身材才是最劲爆的身材。这么多流行风一点一点累积，最后合在一起诞生了天使的面孔、魔鬼的身材。

世间的女人们因此多了很多事情要做，要为了"天使面孔"去做美容甚至整形，为了塑造"魔鬼身材"去做运动甚至整形，要做的事情就这么凭空增加了两倍。男人们却可以坐享其成，坐收渔翁之利。

拥有天使面孔的第一个条件就是为了水嫩肌肤要用除皱防皱的化妆品，要定期对肌肤进行美容护理，还要把一下子消失的婴儿肥给做回来，做得像少女般圆润可爱，而且现在做婴儿肥很普遍，基本都算不上是整形手术了。就其究竟是整形手术还是非整形手术，女艺人们还和网友们展开了大辩论，艺人们说自己稍稍鼓出的婴儿肥"只是胖了点儿"，网友们

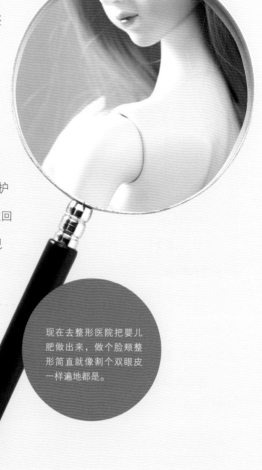

现在去整形医院把婴儿肥做出来，做个脸颊整形简直就像割个双眼皮一样遍地都是。

却坚持"肯定是做了注射手术"。

很多走穴的明星大多通过简单的注射整形就能做出可爱的婴儿肥且不耽误工作，但是不管效果有多好，万一哪天双颊鼓鼓的，好像要爆裂的时候，艺人就会突然解释说"我胖了"。看着急于辩解的她们，真的不知她们是理直气壮，还是做贼心虚呢？

以前怎么减也减不掉的婴儿肥现在就算需要注射也得做出来，这个世界的变化之快，让所有的人都很迷茫。

有些从小双颊就肉嘟嘟的孩子原本因为婴儿肥而苦恼，现在却要常常被质疑"双颊是不是注射整形了"。

成就魔鬼身材

许多人为了魔鬼身材而不遗余力地持续投资。圆脸被干瘦的身材衬托得更加突出的金荷娜于2008年出演了电视剧《on air》，在剧中她身穿完全能呈现她完美身段的运动服，显示了她傲人的性感身材。从此诸多女性就有了新的研究课题，不再一味追求大风一吹就能吹跑的瘦弱身材，而是强调要塑造完美曲线的身材，不只是单纯减肥，而是减肥和运动并行。美容医院里，想通过运动使胸部和臀部更加丰满，腰部更加纤细，大腿更加有弹性的人们日益增多。

特别是外露皮肤比较多的夏天，来整形的患者多数集中在吸脂手术和丰胸手术上。吸脂手术包括腹部吸脂、大腿吸脂、小腿吸脂、臀部吸脂等，其中做腹部吸脂和大腿吸脂的患者相对来说比较多。丰胸也是人气很旺的手术。做吸脂手术和丰胸手术的人年龄在20岁和50岁之间不等。做的最多的还是丰胸和吸脂手术，同时为了让粗腿变纤细做大腿小腿高频手术的人也很多。

在电视剧《宝石拌饭》中常让子女们操心的母亲皮惠子（韩慧淑饰）就是个典型的例子，50多岁了还要去做丰胸手术，她跟子女们解释说因为自己的丈夫见了丰满的女人就走不动，所以她得了长相自卑症，不得不去做手术。不管怎样，天使的面孔、魔鬼的身材是这个时代的要求，为此，女人们要投入很多时间、精力和金钱。只是究竟是要追随大势所趋，还是坚持自我，对流行大声喊"NO"，这就取决于你自己了。

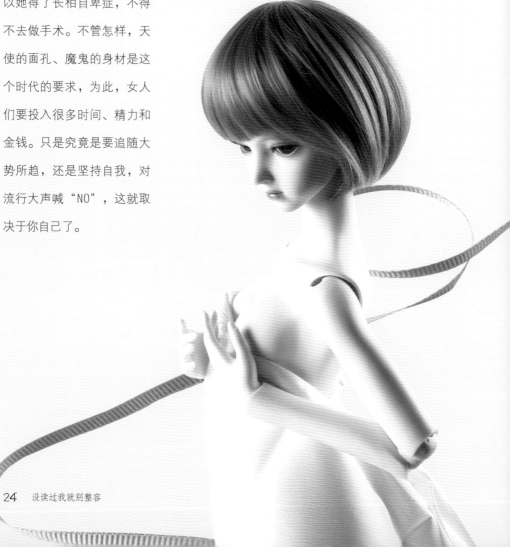

整形肯定是有用的！

　　有些人是肯定需要整形的，问题是不需要整形的那些人也想整形。怎么能让人分清自己是必须要整形的人，还是不必整形的人？为此都需要做些什么呢？

漂亮也是一种流行，
那么当流行成为过去时怎么办？

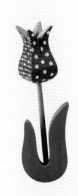

整形也有流行风？

　　每年的流行趋势都会变化。那些本来就走在潮流最前沿的潮人整形更会随潮流而动，所以可以说流行的趋势就是整形的趋势。于是生活中就会有很多人拿着当时最有人气的女艺人的照片去整形医院，毫不遮掩地直接对医生说："请帮我整成这样的脸。"但是这样整形，整来整去很可能让自己跟随着整形流行的脚步而没个尽头。过去一直流行的是古典的东方美——典雅而端庄之美，但是这个新时代更强调自我强调个性，于是从西方流传过来的欧美范儿渐渐走到潮流的最前沿并取得压倒性胜利，继而受到更多人的推崇和喜爱。

　　有段时间我总是克制不住地想把艺人们最漂亮地方都组合在一起，合到一张脸上来，那肯定会诞生一个新的美女吧。于是我把韩智敏的眼睛、韩佳人的鼻子、宋慧乔的嘴巴放在了金泰熙的脸上，又把全智贤的身材和她们的共同体合在了一起。但是出乎意料，由金泰熙、韩智敏、韩佳人、宋慧乔和全智贤组合出来的人造美女并没有带给我惊艳的感觉，反而让我觉得有些凌乱。眼睛、鼻子、嘴和脸都是取最美的地方，组合出来的面孔怎么却不漂亮了呢？

其实，就像每个人都有适合自己的头型发饰，脸也是一样，每个人都有适合自己的脸形和五官。眼睛或鼻子的长相要跟这个人的脸形大小相配，耳目口鼻要能完美地搭配在一起才合适。所以跟医生说请给我按照×××的眼睛、×××的鼻子做的话，就像要做一本脸的素描集。从简单轻易的双眼皮手术或隆鼻手术开始，可能就要经历无数次的修正，从而掉进这种反复不断手术的恶性循环中不可自拔。

从下定决心整形到第一次做手术前这段时间是比较艰难的，一旦做了手术再到下次手术那就变得容易了。越想变得更美丽这就表现得越明显。为了避免不必要的重复整形，首先要对当今的流行趋势做到充耳不闻，明确自己整形的目的，正确判断什么才是最适合自己的，什么才是对自己帮助最大的。要是就以当今流行的美为标准的话，那个标准会像鹅毛一样轻飘飘的，说不定什么时候就会飘向自己原来的反方向。所以要试着堵上自己的耳朵，闭上自己的眼睛，跟着更适合你的脸形五官的感觉走。

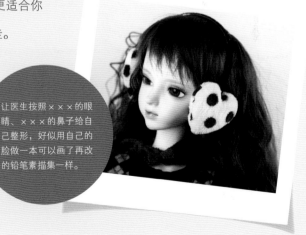

让医生按照×××的眼睛、×××的鼻子给自己整形，好似用自己的脸做一本可以画了再改的铅笔素描集一样。

他和她一起去做情侣整形手术

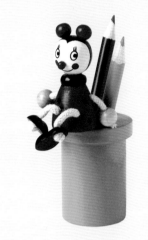

在韩国就没有办不成的事情

在中国，人们对整容强国韩国的关注度日益增高。大家不仅趁着韩流这股热潮在网上大搜特搜那些做了整形手术的韩国明星，把他们整形前后的照片放在一起做比较，还对整形的成功案例进行分析和学习。韩剧在中国的流行，也让很多人对剧中那些动了刀的美女心生向往，无不希望自己成为韩国艺人那样的美女，中国人对赴韩整容一点儿也不陌生。

韩国也因其专业的整容技术可以骄傲地说自己是拥有世界一流整形水准的国家。虽然有些人认为这好像不是什么值得骄傲的事情，甚至是个骂名，但就像西方国家肥胖的患者多造就了其去脂手术比较有名一样，今天的韩国整形医学之所以发展得如此迅猛，正因为整形的人数多造成的。

韩国在1990年时仅有800多名整形专家，到了2000年十年间就增加了1600多名，最近几年整形外科专业变成了最有人气的专业，这些无不说明了韩国整形业的飞速发展。

整形逐渐大众化，人们对整形的认识也逐渐变得积极肯定。整形的人越来越多，整形形式也变得多种多样。受韩流影响的中国和日本的女性们除了自己会赴韩整形美容外，如今还流行起老年人美容、夫妻整形美容等新项目。特别是最近的调查表明，和女人相比，男人对自己的容貌更满意，这除了表明男士们更关心自己的长相之外，还昭示了整容的男士们也在增加。

老年人美容是为了满足对美的最基本要求做的美容，一般有双眼皮手术这样的简单手术，也有很多减少老化皮肤的手术。到了节日或是父亲节、母亲节的时候，各个整形医院也会积极借孝道宣传整形美容，这其中以除皱手术最受欢迎。

男士们对整形的认识也有了很大变化，最近有很多男艺人比女艺人更关注整形。演员兼歌手任昌丁因为交通事故弄伤鼻子后做了手术，做的时候就顺带着把隆鼻手术一起做了。后来任昌丁大大方方地公开了做手术一事。还有神话组合的成员金东万也承认自己做了隆鼻手术，说因为自己先天性鼻梁弯曲，所以做了矫正整形手术。

不用隐瞒也好的夫妻整形美容时代

随着男士们对整形认识的变化，情侣整形最近悄然在整形市场占据了一席之地。当然，整形还是会遭受社会上一些尖锐的批评，公开承认做了整形手术还是需要很大的勇气的，特别是向自己的配偶或是情侣承认自己做了整形手术。但是为了让自己的配偶或情侣更喜欢更满足，为了让他们因为自己的美貌更有优越感，有许多情侣从一开始就会男女相约一起来医院咨询。

还有中年夫妇为丰胸来找医生咨询的。他们是为了克服婚后一直因为妻子胸部大小问题而受到困扰的性生活的不协调而来的。庆幸的是，他们在手术后解决了困扰他们的难题，一直维持着美满的夫妻关系。

当今时代，不管男人女人很多都会选择用整形来缓解他们在就业、婚姻上面临的压力。有很多情侣相约来医院咨询该怎么改变情侣两人的外貌，并一起手术。我丈夫或者我的妻子要是再帅再漂亮一些，不仅他（她）开心，我自己也很有面子，所以一起手牵着手走进整形医院再也不是害羞丢人的事情。其中女的做的最多的是双眼皮手术，男的做的最多的部位是鼻子，为了找到好工作，一定要让自己的鼻子变成坚挺的、能给人进取心很强的感觉的鼻子。然后就是做矫正下巴的手术，因为青春期骨骼的短时间快速成长导致了很多人下颌前突，下颌前突的人很容易给人留下不好的印象，所以矫正下巴的手术一般是20岁左右的年轻人做的比较多。

虽然容貌并不是选择配偶或恋人的绝对因素，但是随着整形越来越趋于普遍，为了解决对方在外貌上的烦恼，就陪她一起去整形医院吧。女为悦己者容，特别是当自己抓不住老公的心，让他有了外遇的潜在可能时，许多女性会选择通过整形来解决问题。

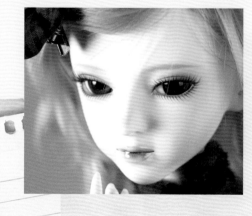

据说也有很多恋人会结伴来医院咨询或做手术，进一步改善外貌。

漂亮的面孔就代表着时尚吗？

　　我没有理由阻拦你对时尚潮流做出的敏锐反应，但是很想阻止你每次潮流更换之时也是你整形之时的盲目选择。多次做整形手术不仅容易让你患上整形中毒症，而且还很容易让你不满意自己的整形效果。

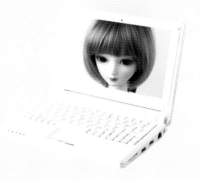

艺人整形？网上一搜便知

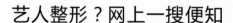

整了就整了，没整就没整，为什么不能说？

说到"整形"，大家首先想到的肯定是整容，因其所占比重最大。说到整容，人们首先想到的肯定是那些为人熟知的整容的明星。以前人们的观念还没有现在这么开放，对整形还是持保守态度，即使做了整容，也要偷偷摸摸、藏着掖着地做。但是其中也不乏有一部分明星直言不讳地承认自己做了整形，并且满足于自己容貌上的变化并以更加努力认真的工作态度让大众觉得整形只不过是他们一个华丽的变身方法而已。大众对艺人整容的热议虽在，但是很多人已经从明星们整容后更出色地投入工作中感受到整容的好处，因此最近有更多人坦承自己做了整形手术。可还有一大部分人坚持自然美人的理念，在自己没有大的明显的变化前并不承认自己做了整形手术。

整形的人大都是为悦己者整形，但也有很多人是因为满足自己强烈的愿望而整形。譬如河莉秀就坦承自己做了变性手术，虽然当时这还是人们隐秘的谈论话题，直到今天变性人仍然很难被公众接受。河莉秀在做变性手术的同时还做了整形手术，让其以惊艳的外貌在演艺界初露头角。河莉秀因变性手术问题在社会上引起了轩然大波。她坦率地吐露了变性过程中经历的苦痛。工作中她又全身心地投入，并积极活跃在演艺界的前沿阵地上，用漂亮的面孔、曼妙的身材还有努力工作的态度感动着台前幕后的人们。最后终于得到了很多人的认可，成为了变性艺人的成功典范。要是河莉秀没有这么惊艳的脸庞和身材，还会像现在这样取得如此大的成功吗？

女子偶像组合最近十分流行，要说最近是女子偶像组合的全盛时代一点儿也不为过。一个个长得像洋娃娃似的，不仅如此，再加上她们精湛的舞技，更是吸引了无数歌迷，可同时也招致了很多反对派的反对。同为女人，女子偶像组合的曼妙身姿怎么能不让反对派们嫉妒并且招致更大、更严厉的反对呢？

什么能来安慰这些反对派的心灵呢？那就是在网上传来传去的那些女艺人以前的照片了。这些美女组合中的很多成员都是有过整形经历的。她们未整形前的照片谁看了都会说这身材只不过是普通得再不能普通了。对那些想整形的人来说，这能让她们直观地看到明星们通

艺人整形是自己变身的一种方式。

过整形经历的蜕变，也整个扭转了她们的人生，虽然有些迷茫，但还是有一丝曙光。

整形后人气大增的艺人们

很多艺人一边开始对整形持肯定态度，一边看到了整形带来的效益。一个很有代表性的例子是很早以前对整形还很陌生并大都持否定态度的时候，金南珠就早早坦言自己做了整形并以"都市美人"的称号获得了重生。还有平时因性感身材而有"芭比娃娃"之称的韩彩英也主动向观众告白自己为了变得更漂亮而割了双眼皮，由此她散发出的优雅魅力更让她人气激增。

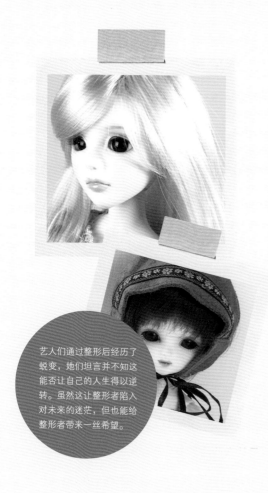

艺人们通过整形后经历了蜕变，她们坦言并不知这能否让自己的人生得以逆转。虽然这让整形者陷入对未来的迷茫，但也能给整形者带来一丝希望。

最近整形告白常被当成喜剧题材。赵蕙莲说自己"我额头里放了把扇子"之后，间接地在街头巷尾间宣传了并不为人熟知的整形手术，通过"夏天热时能把额头里的扇子拿出来扇扇"等诙谐的言语表现了当事人的诚实坦荡。还有申凤善告白说为了在大众面前显得漂亮做了鼻子的整形手术。虽然以娱乐大众为职业的女笑星们的整形告白比其他艺人要搞笑很多，但是爱美之心人皆有之，整形并不是所有人能一竿子打死的。

不管怎样坚持原版不变的原则

使得人们对整形信息极为关注的始作俑者就是艺人们，因为艺人们的整形极大地诱惑着人们通过整形来摆脱过去的灰暗，完全脱胎换骨拥有一副完美面孔。对比着艺人们整形前后的照片，人们不断感叹着："哇，医学科技原来如此发达！"最后就有了"可以变得如此漂亮，人生还有什么更难的事情，我干脆也做一个"的想法。但是请切记，因为想变漂亮而整形最后给艺人的生活蒙上一层阴影的例子也很多。某电视剧演员做了双眼皮手术后却怎么也闭不上眼睛，无奈之下只好又做了再手术，最终再也无法立足于大众面前。有个新人想从可爱型转型为性感型美女，眼睛、鼻子甚至脸部都做了整形，但术后饱受手术后遗症的困扰，甚至有了想死的心。某女歌手因频繁整形已完全没了从父母那里遗传继承来的耳目口鼻，懊悔地说自己太不孝顺以后再也不会整形了。

不是所有艺人的整形都是成功的。虽然有些艺人因为整形而更美丽并因此人气大增，但也有一些艺人因为整形而付出了惨痛的代价。一定要明确的是，不能以艺人为标准下决心整形。艺人中更多的是原版就美丽的人，原版本就美丽，整形只是为了让自己变得更完美。底片本就没有那么好，平凡的人追求艺人般的外貌就有点异想天开了。即便如此还要比照艺人做整形手术的，不妨先仔细研究艺人中最差的整形实例和最好的整形实例后，再下决心做手术也为时不晚。

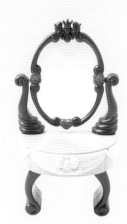

这个时候必须要整形

整形也是一门医学，需要治疗的话当然要做

不要错误地认为女人是单纯为了变漂亮才去做整形手术的。整形分明也是医学的一个专业领域。就像身体不舒服要去医院一样，外貌上有不协调的地方当然也要接受相应的治疗。当然了，这当中存在一部分没有根据自己的形象和经济条件而盲目做手术的情况，但这只是做整形手术中比较极端的一部分人。

我想起了一度被大众传媒炒得火热的典型整形失败例子"电风扇阿姨"。因整形失败她几乎不能参加一点社交活动，一度成为了热点话题，甚至为此还形成了关于怎样才能尽快克服整容失败的舆论讨论。电风扇阿姨因整形中毒饱受整形副作用的折磨，现在为了脸部能恢复正常还在做着整形手术。像这种再手术可不是盲目追求外表美，而是为了克服致命的自卑感和先天性或后天性的畸形而做的再塑手术。

需要后天整形治疗的一般包括像火伤等伤害使得身体的一部分因事故造成损伤的，还包括身体的某一部分失去了原来的形态需要再塑的。

除此之外，整形是改善先天性的畸形或异形（形态的变化）的一种必要的措施。虽然最近整形的艺人中因为身体缺陷或不便的人要比单纯为美而整形的人多，但这些人也会遭到以身体缺陷为借口的责难。只有当事人自己才知道是不是身体缺陷导致不便做整形手术的，外人是无权说长道短的。

譬如，先天性鼻梁歪的人很容易导致呼吸器官障碍或支气管障碍，并且给人以不稳重的坏印象，所以矫正鼻梁的手术是应该进行的手术。再譬如眼睛，眼袋或眼睑下垂（肌肉异常引起的眼睑部分力量不足导致眼睑下垂的症状）给人以疲倦之感，需要进行矫正手术。

治愈自卑感的另一种美学

人们大多认为整形是一种盲目的追求外在美的行为，就连因实际需要而整形的人也因此而饱受其害。有这样一个例子，读英文专业的研究生A在小时候因为眼睫毛扎眼视力下降逐渐导致眼球损伤，于是A的父母在A上小学前给她做了双眼皮手术，但从那以后A就因此而产生了自卑感。初中、高中期间A不断被问询，甚至是第一次见面的人都问她是不是那个做了双眼皮手术的孩

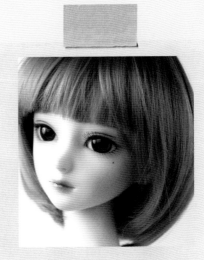

不要错误地认为整形是女人们单纯为了变漂亮才去做的，也不要错误地认为整形究其原因仅仅是根源于女人们的整形幻想。

子。她说她也曾因无法忍受他人不友好的目光而对父母发了很多次火。但是当她大学毕业后A说自己好像活了过来，因为最近人们对整形不再那么抗拒了，双眼皮手术好像能给她带来自信。

对于活跃于社会活动中的20~30岁的女孩子们来说，内心比较容易受到外表的影响，所以我认为通过找专家咨询克服自卑感和恢复自信是非常必要的事情。

最近御宅于家的宅男宅女逐渐成为了社会问题，这类宅男多是源于对自己外貌的不自信才宅在家里的。他们常有严重的外貌自卑感，极度厌恶自己导致患上了忧郁症，有些深度忧郁的人还可能走上犯罪道路。所以为了克服自卑感，能够参加正常的社交活动而去整形也是一件有意义的事情。

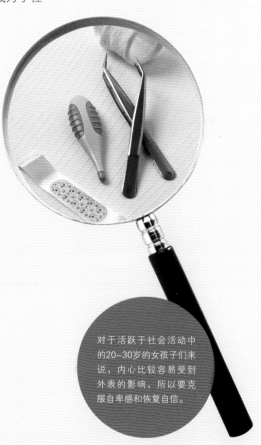

对于活跃于社会活动中的20~30岁的女孩子们来说，内心比较容易受到外表的影响，所以要克服自卑感和恢复自信。

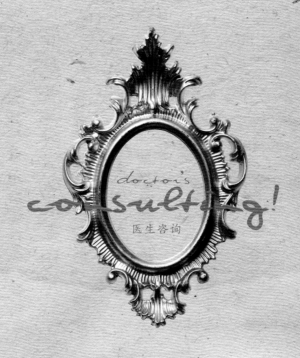

doctor's
consulting!
医生咨询

什么人是一定需要整形的？

以一般标准来看，周围的人都觉得她有强烈的自卑感或会时常提醒自己要刻意回避镜子并有社交障碍的人，是需要通过整形来改变和克服自卑的。我觉得整形可以作为解压或恢复自信的一种手段。与之相反，一点儿没觉得自己有什么不对，但周围的人却会经常劝自己整形的人，希望你们再正面研究一下整形，三思而后行。

扔掉只要整形就能变漂亮的幻觉

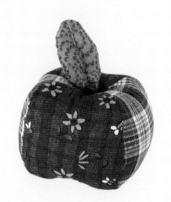

申凤善和韩智敏的区别

很多人都会半玩笑半认真地这样说：

"我要是再高5厘米那世界就会大不同！"

"我要是胸再大点儿那绝对是完美的S曲线……"

只要某个部位做了整形手术就能变美丽的想法是错误的。但是也有这样一些人，其他的地方都很漂亮，就是眼睛小或者鼻子有点低。这些人只要对眼睛或鼻子做个小手术就肯定能改变形象。只有那么一点点瑕疵的脸，很容易把别人的视线集中在自己这点瑕疵上，所以只对这点瑕疵做些补救性的整形手术也会改善整体的外观效果。

人的欲望是无止境的，所以就算再漂亮的人对着镜子里的自己还是会不满意，总希望自己能更漂亮。正是因为这种想法，所以总有一些人不顾医生苦口婆心的劝阻而盲目做整形手术。尽管已经按照自己的预想干净利索地做了手术，可还是会因为手术部位太显眼或者手术部位和其他部位不协调而导致再次手术，往往手术的结果还不如之前做的。

觉得自己的胸太小的人总是羡慕胸大的人，与之相反胸大的人中也有因为自己的胸部太大不方便而烦恼的。胸部相对于自己的体型来说过大的话，别人的视线要么集中在自己的胸上，要么就是买上衣时总是找不到适合自己的衣服。虽然平胸的人非常羡慕丰满的乳房，但是如果乳房不符合身体整体的比例，即使有完美的乳房，也需要考虑做整形手术来矫正。

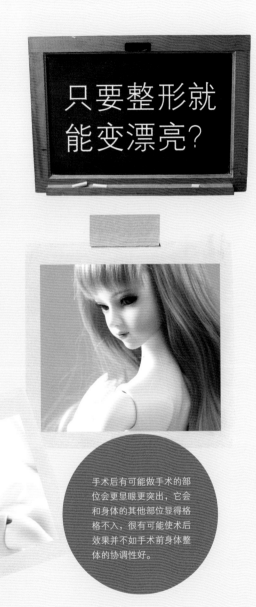

只要整形就能变漂亮？

手术后有可能做手术的部位会更显眼更突出，它会和身体的其他部位显得格格不入，很有可能使术后效果并不如手术前身体整体的协调性好。

很多人都觉得搞笑艺人申凤善和演员韩智敏从鼻子到嘴巴，脸部的下半边非常相似，就连她们自己也这样认为。可能大多数人觉得这只是申凤善一相情愿的想法，可韩智敏也亲口承认她们的确很像。实际上，把两个人的照片放在一起比较的话，就不会觉得这是个荒谬绝伦的笑话了。她们长得如此相像，是不是只要改动申凤善的眼睛和颧骨就能变得和韩智敏一样了呢？这里有几点疑问。

第一，申凤善为什么要这么做？

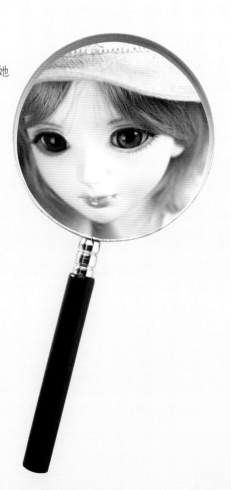

申凤善凭现在的实力绝对可以得到大众对她个人魅力的认可了。她的面孔造就出了这么一个鲜活的申凤善形象。如果眼睛和脸的轮廓做了整形她可能会变漂亮一些，可是她的整体会和面孔协调吗？她的形象又会有什么变化？多才多艺机灵俏皮的申凤善，事业一直在不断攀升，她要是变得像韩智敏那样漂亮，真不知道这对她来说是良药还是毒药。

第二，那韩智敏呢？

如果给韩智敏的眼睛和颧骨做整形手术，她的脸会变得和申凤善的很像吗？凭借现在的医学技术，要是下定决心做一模一样的面孔也不是不可能。但即使是按照申凤善的眼睛和颧骨做了整形的话，韩智敏还是会流露出不同于她以前的不自然的地方。这可能会完全颠覆她的形象。根据美的标准，对特定的部位进行整形，有可能会改善此人整体的形象，也有可能会毁

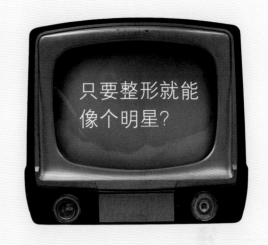

只要整形就能像个明星？

掉这个人整体的形象。所以在下定决心整形前，对自身形象的整体感知是十分重要的。

我是一般人，不是明星

最近艺人整形的过程和详细的手术实施信息都会在网上曝光。可能正因如此吧，有很多人就觉得自己也能轻易地像艺人们一样通过手术变漂亮。

假如这个世界上真的只有一名整形外科的医生，艺人和一般人都找他做整形手术，十个人做一模一样的手术，十张不同的脸最后的手术成果也肯定各不相同，因为术后的形象和手术者原来的形象及身体特征是密切相关的。还有，术后怎么样护理、患者术后的心情等，这些都与最终的形象有很大关系。

那些"我的脸、我的身材要变得和那些明星一样"的想法，不过是人们的

幻想罢了，并不是全部都能实现的。演艺圈里漂亮的人和身材好的人比大众圈更多。就算不是那样，演艺圈里的艺人们还一直享受着各个方面的专家给予的日常皮肤护理。还有，艺人们有更强的目的性，他们要站在大众面前，所以要以最佳形象和状态示人。相比之下，平时就没有专人帮助做皮肤护理的一般人，总抱怨"我的脸、我的身材为什么不能和明星一样"的话，不仅影响情绪，对身体也不好。明星就是明星，不要幻想只要整形就可以像明星一样！

　　不能为了长得像谁或者为了成为谁而整形。奥黛丽·赫本是全世界公认的最漂亮的女演员之一，但是奥黛丽·赫本之后再也没有人拥有与她相同的美貌。那是必然的。可能会有比奥黛丽·赫本还要漂亮的人，但是奥黛丽·赫本所拥有的演技、气质以及生活方式都是赫本的唯一专利，不是想学就能学来的。

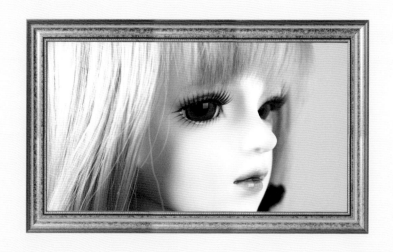

一笑就不漂亮了，这是为什么？

有一个特别漂亮的电脑美人，但是她笑的时候真的不好看。为什么呢？因为她笑的时候就不符合美的黄金分割点了。不笑发呆的时候是她最美的时候。笑的时候不美的美人也是美人吗？请稍加思考。

自我
整形测试

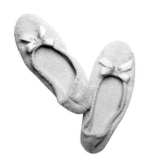

　　不要犹豫不决不知所措，对照自己的脸仔细缜密地做个测试吧！通过简单的部位整形测试，检查一下你是否有自卑感，请参照专家做标记（＊）的地方。

01. 眼睛
◆双眼皮
□ 单层双眼皮
□ 多层双眼皮
□ 内双眼皮
□ 适宜的双眼皮
□ 没有双眼皮

◆眼睑状态
□ 眼皮很薄没有松弛
　＊可以用埋线法做出自然的双眼皮。
□ 眼皮较厚并且脂肪较多
　＊最好先割开去掉眼部脂肪，再做出自然的双眼皮效果会比较好。
□ 眼皮有些下垂
　＊剪掉松弛部分再做双眼皮效果会比较好。

◆ 两眼之间?

☐ 两眼间距离比较宽

　* 在两眉间开内眼角减小距离。

☐ 两眼间距离比较窄并且眼尾上扬显得人很凶

　* 开外眼角并做眼尾下调使之平行于眼眉会比较好。

☐ 两眼间距离比较窄看起来人很囧

　* 开外眼角会改善这种形象。

☐ 两眼间距适当

◆ 眼睑盖住瞳孔的程度

☐ 10%以下

☐ 30%

　* 进行肌肉手术纠正眼睑下垂会比较好。

☐ 50%以上

　* 很严重的眼睑下垂，一定要做矫正手术。

◆ 眼袋状态

☐ 皮肤有些下垂并且有细小皱纹

　* 实施下眼睑手术，把皮肤切开去除细小皱纹的手术会比较好。

☐ 没有皮肤下垂现象但有脂肪堆积

　* 实施眼袋去脂肪手术，能有效去掉脂肪改善黑眼圈。

☐ 有细小皱纹也有脂肪堆积

　* 要做下眼睑手术和去脂肪手术。

☐ 没有眼袋

02.鼻子

◆鼻形是什么样的

□ 鼻梁中间高高隆起，鼻尖下垂，近似鹰钩鼻

　* 要进行截骨手术把鼻梁削柔和，做低，再把下垂的鼻尖往上拉。

□ 鼻尖较尖像箭头，皮肤薄弱

　* 太薄的鼻子做手术很容易让人看出来，所以植皮手术会比较好。

□ 鼻梁较翘

　* 要把突出的部分截掉或者截骨正鼻。

□ 鼻骨较宽，大鼻子

　* 用截骨手术截骨，鼻骨比较窄小才会显得脸小。

□ 鼻孔外露太多的朝天鼻

　* 上提鼻中隔软骨能降低鼻尖。

□ 鼻翼和鼻尖过大、过圆的酒糟鼻

　* 可以做把鼻尖下面的软骨隆到一起去掉多余的软组织，从而可以让鼻子看上去雅致的酒糟鼻矫正术。

□ 鼻孔和鼻翼都过于宽大

　* 通过鼻翼缩小术让整个面孔看上去不散。

□ 鼻梁高耸

◆鼻尖相对鼻背的长度

□ 鼻尖比鼻背要高

　* 鼻梁格外矮的话可以选择填充物或者植入自己的真皮进行提高鼻梁手术。

□ 鼻尖比鼻梁矮很多

　* 鼻尖很矮的情况下利用鼻中隔软骨提高鼻尖的手术效果会比较好。

□ 鼻梁和鼻尖都比较矮的情况

　* 可以利用填充物和自己的软骨调整鼻梁和鼻尖的均衡。

03. 脸部轮廓

◆ 下巴的模样

□ 下巴较宽上颌短小

　*要同时施行四方下巴切骨手术和上颌向前的手术两个手术，才能让比例协调。

□ U字脸形

　*用V形手术切骨术对下巴整体做调整。

□ 四方脸形

　*可实施四方脸缩小术。

□ 下巴尖尖是理想状态

◆ 颧骨的类型

□ 颧骨过高

　* 颧骨45度整体突出，可以对颧骨整体实施缩小术。

□ 侧颧骨稍突出略显土气

　* 可以实施以后颧骨为中心的颧骨缩小术。

□ 45度颧骨突出显得人过于刚硬

　* 可以对45度颧骨实施缩小术，给人留下柔和的印象。

□ 颧骨不高不低很自然

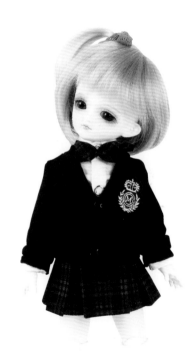

04. 下巴

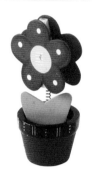

◆ 下颌模样

□ 上下颌都向外突出

  * 可以实施让上下颌收回的两颚手术。

□ 下颌比上颌突出

  * 可以实施让下颌收回的鞋拔子下巴矫正术。

□ 上颌比下颌突出

  * 究其原因是因为上颌相对矮小，所以实施能让下颌出来的接骨手术效果会比较好。

◆ 牙龈、嘴唇和下巴尖的模样

□ 笑的时候可以看到牙龈

  * 因为上牙龈部位比较长所以会有这种情况。应施行两颚手术，有助于减小脸的长度。

□ 地包天（下兜齿）

  * 因为这类人一般是鞋拔子下巴，所以要做矫正下巴的手术效果会比较好。

□ 下巴比较小显得嘴唇突出

  * 应该做让下巴稍稍外出的手术。

□ 牙齿交错或牙齿咬合不对，下巴不对称（歪下巴）

  * 矫正牙齿的同时还要做两颚手术矫正歪下巴。

◆ 唇部模样和闭唇程度

□ 嘴唇闭合状态不好使下颚有皱纹

  * 因为嘴有些突出来，所以施行把嘴收回的两颚手术和让下颌外出的接骨手术效果会很好。

□ 以鼻子为中心两边生出八字纹

　＊牙床上齿骨突出所致，所以应矫正齿骨突出。

□ 短颚

　＊可以做切开下颌并拉长的手术。

◆对自己的侧影有没有自信

□ 对侧影没有信心的人拍照时常常用手遮嘴

　＊实施两颚手术把嘴部收回，会让侧影显得更美。

□ 觉得自己下巴太长所以平时常低头导致眼睛总有上扬的习惯

　＊可以做上颌缩小术使脸部各部位分布更均衡。

□ 正面看的时候上颌尖得像一字型

　＊下颌做V形矫正手术，可以让脸形变成瓜子脸。

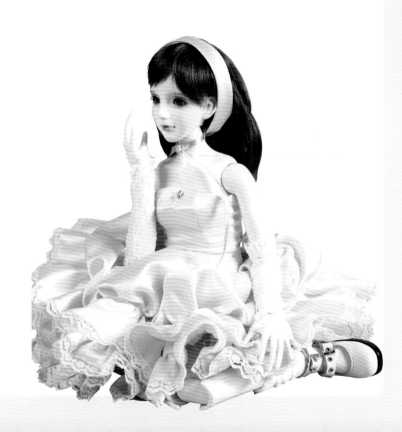

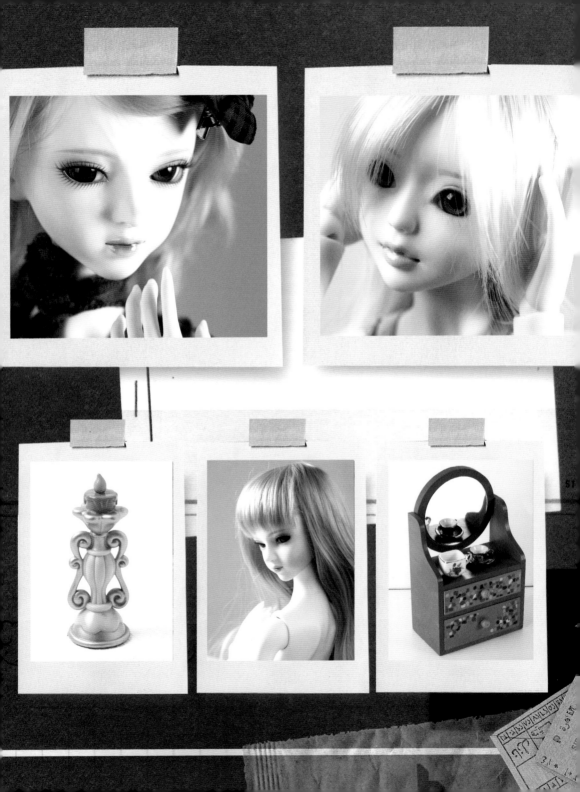

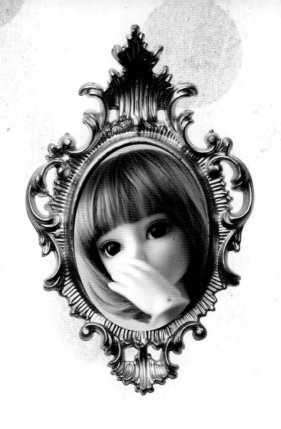

Part 02
第二部

我可以整形吗？

　　就像古话说"过石桥也要打三打"（韩国古语，意思是石桥也要先鞭打鞭打，确认结实了再过河——译者注）一样，下决心做整形手术前要三思而后行。自己想要的形象是什么样的？为此应改善哪个部位合适？术后应怎样休息调整等现实问题都准备好了吗？在做好准备前最重要的就是找到自己的优点。

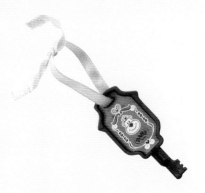

找到自己有魅力的地方

自身形象的定位就是整形的第一步

下定决心整形的大部分人，都有自身的原因或是有自己不满意的部位才决定整形的。我是因为对这里或那里不满意才去找医生咨询的，并不是盲目地把一个女明星的照片推到医生面前说："请帮我做成这样！"然后就等着变成全智贤或是宋慧乔。这不是由着性子便能解决的问题，所以在决定前一定要冷静仔细地分析自己的脸。

下决心对某个部位进行整形之前，先要对自身的原貌做一番分析。一般女性会单纯地认为只要鼻子挺拔脸蛋就会变漂亮，但是对鼻子应该怎么变挺拔却大都没什么概念，只是按照众人之说，韩智敏的鼻子漂亮就会要求按照韩智敏的鼻子做手术，很可能导致对术后的结果并不满意。这种情况往往导致后面接踵而来的是再手术或是对其他部位进行整形，这样就会逐渐失去自己原本的形象，最后常会得到一副和自己的期待完全相反的样子。

所以在整形前要搞明白自己原来的形象是怎样的，想怎么改善自己的形象，那样改善后该怎么去护理，这些都要仔细和专家、医生商谈。

不久前，以"神是公平的"为题流传了很多艺人们的照片，这些照片指出了明星们完美的外表中的不足之处。先以演员身份后又以S.E.S成员身份出道的柳真，因为和好莱坞女演员奥丽维娅·赫西长相相似得以被关注，照片中指出她宽阔的额头是她的不足之处。

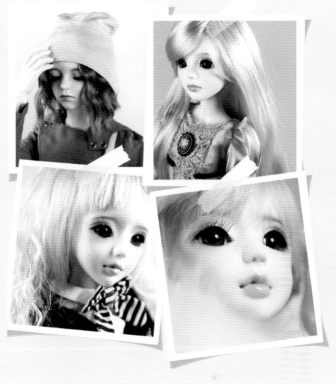

很多帖子说额头要是不那么宽阔的话她几乎是完美的，可是如果柳真脸部真的达到了黄金分割的最佳比例的话，那可能她的形象会和现在完全不同。原本面孔就很漂亮，只是额头稍作调整也不会让她有很大的变化，但那就不是我们现在看到的给人感觉流畅秀丽又不失精干的柳真，很有可能是有些孤傲、古板的柳真了。

被称为国民性感歌手的李孝利虽然身材性感、健康、努力，但也没有逃过很多人的指摘，说她笑的时候眼角边的皱纹特别引人注目。假若她为了变得更小、

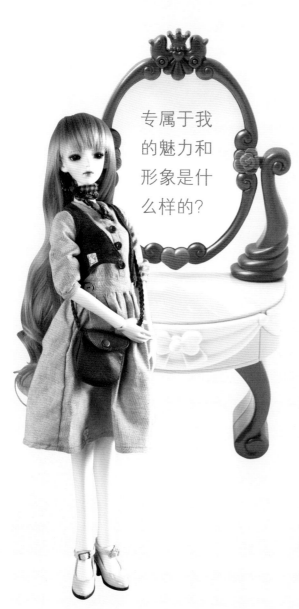

专属于我的魅力和形象是什么样的？

显得更漂亮，注射了肉毒杆菌或者做了填充手术等除掉皱纹那会怎么样呢？当然，她可能会被看做"童颜明星"，但她也很可能会失去她现在和大众间的亲近感。非常幸运的是，我们都知道她一直把眼角的皱纹视为她专有的标志，并认为那是她的魅力闪光点。她好像一直都知道是眼角皱纹给她带来了性感又不失豪放的形象。

像这样，要知道自己整体形象的优点在哪里，为了保持这个优点应该改善哪个部位……要仔细研究并做出正确判断，这才是决定整形的主要原因。如果你正在考虑是否要整形，请一定要记住"石桥也要鞭打鞭打，确认结实了再过河"、"一定要三思而后行"这两句话!

自己脸的事情可是个大工程,像对待别人的事情似的糊里糊涂,觉得"医生会看着办的",这是极不负责任的行为。一定要找对整形的理由,一定要认真考虑出与自身条件最适合的最佳形象后再决定整形,这样才能不后悔。请千万不要忘记敏于思,慎于行。

哪怕只有2%的不足也叫做整容失败,这是个整容的泥沼

患者不满意手术的结果大都是因为整形效果不符合患者的标准。从医学角度讲,即使手术很成功,但患者还是不满意的话一般就有两种情况了。一种是患者没有向主刀医生准确表达出自己想要的形象,还有一种就是主刀医生没有准确理解患者的想法。所以,在实施手术前,一定要想好自己想要的形象,并要准确地传达给医生。

还有就是要注意不要盲目追求大家所说的黄金比例。从客观的立场和学术的角度出发,脸和身材的确存在最理想状态的黄金比例。

黄金比例,义如其名,就是在一定空间内各个部位达到一个完美比例的值。但是盲目按照这个比例整形改善形象的话,不用说也知道需要完善的部分部位是很难得到改善的。

面孔或身体不是建筑物,很难像建筑物一样,"一层和二层间的间隔要有多高,电梯要在中央,柱子的各个角上……",要是整形也这样的话也许能做到均衡,不过这样做出来的就是没有特点、没有魅力的外貌了。

拥有黄金比例的"电脑美人"黄新惠直到现在其美貌和身材也是毫无变化的，让所有女性都羡慕嫉妒恨。但这不仅仅是因为黄新惠拥有完美的黄金比例，还因为她整体的形象和长相都比较像西欧人，让她充满了异国情调的同时又有了一种高傲的气质。

　　因为她的很多部位都能达到一种完美的均衡，所以她以黄金比例的面孔而出名。但是欣赏黄新惠的人的标准不同，所以人们对其的认识也就不同。即使是符合黄金比例，也可能会有人觉得她的某一部位不好看。更何况这是黄新惠，要是放到自己的身上，不考虑自己的五官外貌，只想着追求黄金比例那也太过于莽撞了吧！

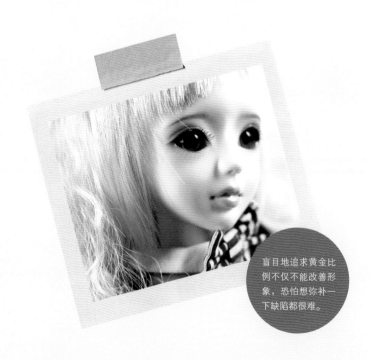

盲目地追求黄金比例不仅不能改善形象，恐怕想弥补一下缺陷都很难。

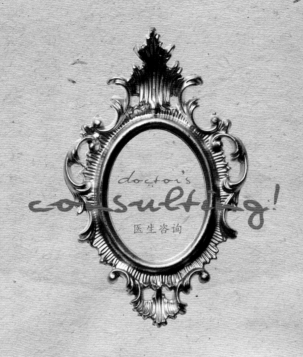

doctor's
consulting!
医生咨询

具体什么是黄金比例？

从头发下的额头开始到鼻子开始的部分，从鼻子开始的部分到鼻尖部分，从鼻尖部分到下巴的比例分别是1:1:1的时候就可以说是最为均衡的黄金比例。还包括鼻翼的长度和眼的长度及两眼间的眉间距也要一样长。还有，两个鼻翼和两个内眼角直线能平行才叫漂亮的眼睛。鼻子的长度要是整个脸的$\frac{1}{3}$，高是整个脸的$\frac{3}{5}$，连接起来后男性是直线，女性要是曲线才最接近黄金比例，特别是从额头到双眉眉尖的连线要是自然柔和的曲线那就是最理想的鼻子了。

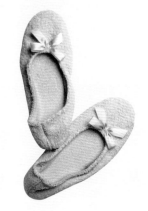

用4个案例说明什么是改善形象

案例1

"嘴巴向外突出看起来比较土气，想变成欧洲人似的面孔。"——郑娴芝

* 优点——大双眼皮和直挺的鼻子

* 希望整形部位——双颌前突（轮廓）

* 自卑感——耳目口鼻不协调，整体上嘴部和嘴唇前突，显得人过于刚硬，很土气

* 推荐整形手术——双颌前突矫正术、四方脸矫正术、无下巴纠正术

* 郑娴芝女士有着漂亮的眼睛和鼻子，但嘴部轮廓和脸部不协调，向前突出，容易使人把视线集中到她的嘴上。郑娴芝是典型的双颌手术的案例。还有上颌突出下巴又小，下颌没有出来，让两侧颧骨显得更突出，成为了典型的四方脸。

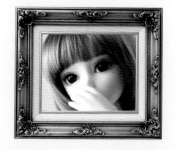

这种情况做突出矫正的同时应做无下巴纠正和削减四方脸的手术，这样才能对患者改变形象有帮助。

案例2

"想变成知性、干练和善良的女性。"——朴钟美

* 优点——厚实的额头，修长的下巴线条
* 希望整形部位——眼、鼻
* 自卑感——有一双看上去无精打采甚至有些凶残的眼，忧郁的眉头，正面看能看到鼻孔的朝天鼻
* 推荐整形手术——双眼皮肌筋手术、开内外眼角、眼尾固定手术（眼角向下的固定手术）、纠正朝天鼻手术、缩小鼻翼手术

* 朴钟美女士的脸很小，且她的脸部线条修长，不过缺点是由于她的鼻翼比较外散，显得她的脸横向看起来很宽。这种情况应该在做隆鼻手术的同时进行阻止鼻孔外露的纠正朝天鼻手术和缩小鼻翼手术，这样能让她的脸部看起来生动，比较有立体感。还有，没有精神的眼睛很大程度上影响印象，所以要进行肌筋手术，让眼睛上提，看起来炯炯有神给

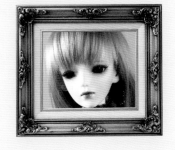

人有生气的好印象。眼尾上扬会给人很凶狠的印象，为了不让眼尾上扬，让外眼角不发生变化要做眼尾固定术（眼角向下的固定手术），这样可以看到多一点的眼白，显得人更温柔、清纯。朴钟美面部整体轮廓比较均衡、靓丽，所以主要做眼部和鼻子的整形就足够了。

案例3

"我的脸显得我年龄很大，能不能让我变年轻？"——薛秀芝

* 优点——五官长得较好
* 希望整形部位——脸部塌陷的部分和创造脸部曲线
* 自卑感——脸部长得太干瘪看上去比实际年龄大很多，甚至看起来像病人
* 推荐整形手术——脸部脂肪移植术、贵族手术、颧骨添加保形物手术

* 薛秀芝女士不过二十来岁，可因为她过于干瘪的脸庞，让她看起来比实际年龄要大很多。施行基本轮廓整形比较好，因为不需要轮廓向前突出很多，所以如果患者不想做保形物填充术，可以通过移植自己的脂肪让自己变年轻。通过移植自己的脂肪，能把手术的副作用降到最低，并且没有外伤，恢复得也相当快，是脂肪移植手术的上选。贵族手术和颧骨手术，手

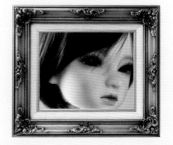

术的部位都是经常活动的部位，这些部位能吸收一些脂肪，所以推荐添加保形物做手术。

案例4

"我就发愁我的小眼睛，希望拥有清澈的目光。"——卢英珠

* 优点——脸形很小，瓜子脸
* 希望整形部位——眼皮下垂，厚眼皮，眼底皱纹，黑眼圈，小眼睛
* 自卑感——眼睛小，上眼睑下垂，厚眼皮，暗淡无光
* 推荐整形手术——开内眼角和外眼角、双眼皮切割手术、下眼睑整形手术

* 卢英珠女士的眼睛不仅小，而且眼皮下垂更加凸显了眼部缺陷。因为卢女士的眼皮很厚脂肪很多，所以不能直接切掉下垂皮肤做双眼皮手术，必须和吸脂手术同时进行才好。如果双眼皮做得很厚重，眼睛就会显得很凸肿，所以首选要做自然薄薄的双眼皮。下眼睑整形手术能帮她除掉眼袋，消除眼底皱纹，去掉黑眼圈，让她的面部看起来生动一些。加之开内眼角和外眼角手术，会让她的眼睛看起来清澈明媚。

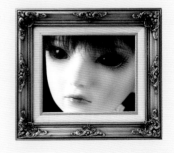

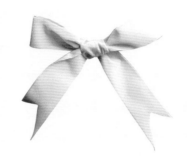

你不是整形外科专家

我希望自己变成什么样？

近年来，通过网络人们已经了解到很多关于整形的知识，但千万不要认为这些信息就一定都是对的。当然，自己的脸自己最清楚最了解，但也不能因此就忽略整形专家才是这个领域的权威。他们会对前来咨询的患者给出医学分析，并能通过和患者的对话分析出患者对自己哪里不满意、哪里满意，据此专业地判断出患者哪里需要整形、哪里不需要整形。当然，这一切的前提条件就是患者首先要对自己的形象做出正确的判断，最后整形才能成功。

那怎样才能对自己的形象做出正确的判断，怎样才能知道自己形象的优点呢？我们通过下面的例子看一看。

洪吉童（化名）

* 优点——坚挺的鼻子，优雅的额头，性感的嘴唇，高个头，修长身材，知性美

* 缺点——高颧骨，四方脸，青春痘，稍显强势

* 综合——虽然她周围的人都说她不用整形了，但是为了让自己显得更温柔，她想做脸部轮廓手术。她形象的优点是知性干练。

通过上述例子我们可以知道患者希望强化哪些优点，和她的优点格格不入的、需要完善的又是哪些部位。那么，下面通过专家的推荐就能找出解决方案来了。假若对自身形象判断不够清楚就来医院的话，可能会发生下列情况，请看实例分析。

　　那是李俊基的V字脸非常流行时候的事例。

　　患者：我是四方下巴。请把我的四方下巴做得像李俊基那样修长。（患者的脸看起来比较大）

　　医生：这个不是单纯削骨就能解决的问题，要想让自己的脸看上去很小、很漂亮，除去削骨外颧骨缩小术一起做效果会更好。

　　患者：我觉得下巴削骨好像就可以了。

　　医生：你看到的实际效果和你想象的会有很大差别。只削减下巴虽然能调整你脸部的大小比例，再把你的下巴做修长的话，原本不是很显眼的颧骨就会显得很突兀。最后视线没有被集中在你的下巴上，反倒集中到了你凸出的颧骨上去了，这样做反效果反而可能更明显。

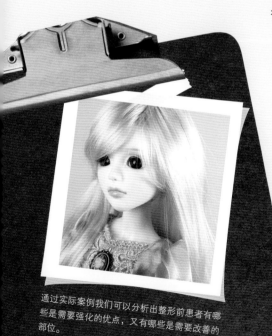

通过实际案例我们可以分析出整形前患者有哪些是需要强化的优点，又有哪些是需要改善的部位。

片面歪曲的信息是要害死人的

随着整形变得越来越普遍化，来做整形咨询的很多人都是浏览了一些相关资料后再来医院的。就像上述案例一样，患者和医生交流的时候患者常常会像个医学专家一样叙说自己需要什么样的手术。但是，站在专家们的立场上看，患者所得到的信息有很多是片面的，甚至是歪曲的。

还有这样一个案例，有个患者想把鼻梁垫高一些，但如果这位患者只做垫鼻梁手术的话，会显得极其不自然，还不如不做呢！

但是如果这位患者垫高鼻梁的同时稍整一下鼻尖，就会让原本有些外凸的嘴巴显得不外凸，手术效果也肯定是事半功倍。于是，医生劝患者同时做鼻尖手术，结果患者误以为医生是故意宰客。

当然，仔细地从解剖学角度给患者说明的话，也不难让患者理解，但是专家们和患者之间因为片面的整形信息产生了诸多难以想象的问题，因此纠正患者因错误信息而产生的认识也成了医生们的重要使命。

如果你还缺乏对自身的理性判断，那建议你最好暂时不要下决心整形。但如果你一直不能丢掉整形的念头，并且对你的外貌有强烈的自卑感或是因为外貌而饱受压力，那我们希望你也不要一个人独自承受，还是请专家和你一起找寻解决方案的好。

金妍儿没有双眼皮也漂亮！

没有双眼皮就不漂亮了吗？金妍儿就有单眼皮女生的美啊！塌鼻梁就不漂亮了吗？上世纪80年代风靡一时的菲比·凯茨就是个塌鼻梁，可是她依然漂亮！高颧骨就不漂亮了吗？香奈儿魅力名模杰西卡·米勒就是高颧骨，可是她依然漂亮！不要把自己的耳目口鼻等五官全都否决掉，好好对着镜子观察观察，我哪里漂亮……

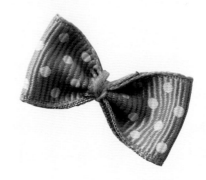

整形也要讲究时机

整形也要讲究时机吗？

整形不是想好后下决心就能做了，还要讲究时机。自身的经济状况及对手术的了解等很多要素都要考虑。我们这里说的时机并非指要根据年龄段来整形，也没有不让20多岁的做除皱手术，不让50多岁的割双眼皮的规定！我们基本可以认为整形和年龄无关。但是20岁的人和60岁的人的整形肯定是有区别的，至少外貌变化最能看出效果的肯定是20岁的，手术后也肯定是20岁的要比60岁的患者恢复得快。

我们说整形也要讲究时间，肯定少不了要考虑在节假日休息的时候整形，也要做好发现长假结束后周围的人发型变了或单眼皮的变成了双眼皮的准备。还有，说到整形讲究时间，还要考虑到要符合自身的时间安排。手术的种类各不相同，要根据实际情况给自己留出充裕的术后恢复时间。

整形的时机还需考虑到自己的经济状况。整形的费用绝对不是一笔小数目，所以千万不能只顾急着整形而不考虑经济因素就盲目整形，最后比起手术后的疼痛，更让自己难以承受的是经济问题。整形后的术后恢复也十分重要，所以要尽量让自己免受压力，也不要疏于手术后的护理。

　　最后，要是对手术没有足够的了解就进行手术，手术后的护理就容易产生问题，所以在手术前一定要对手术的过程有一定的认识和了解。如果手术的过程都了解清楚了，那就可以万无一失地下决心做手术啦！

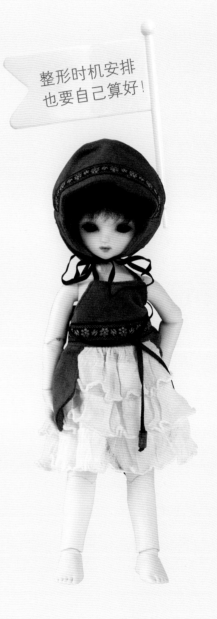

整形时机安排也要自己算好！

根据身体的年龄决定整形时机

　　即使上述的条件都具备了，也要注意不能忽视身体整形的时机。特别是正在发育中的人，希望你的整形时机往后再放一放。个子、体重、骨骼还没完全发育好的时候做整形手术，整形后随着身体的继续发育，可能会影响整形效果甚至会危害到整形者的健康。所以对本人的发育状态最好也要听医生分析后再决定整形时机。

　　特别是十几岁的孩子就下决心做面部轮廓整形或者体型整形的做法显得太过草

率，因为谁也无法预料在以后的几年里这个孩子的面庞、身材会发生什么样的变化。有一些根本就没有做过整形手术的人，未完全发育之前长得很平凡一点也不好看，可是发育后却很漂亮，发育前后可能会有一百八十度的大变化。这和自然法则是一样的。科罗拉多大峡谷最初的面貌和现在一样吗？最初的科罗拉多仅仅是个荒蛮之地。

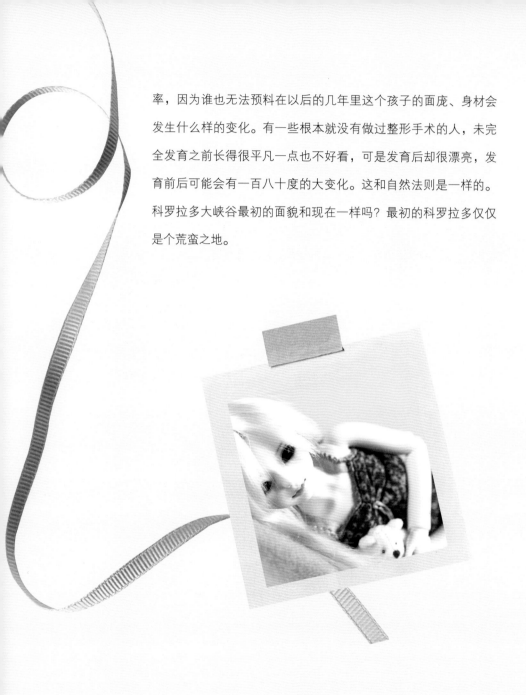

整形也解决不了的问题

　　为了变得美丽而整形，但没有因此而变美该怎么办？为了变美做了再手术，还是没有因此而变美该怎么办？有句整形的人们最讨厌听到的话：以前好像更漂亮的……已经做了手术了，还能怎么办？所以先要纠正只要整形就能变漂亮的想法。

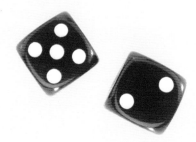

整形的过程很重要

第一步：Why——为什么要做整形手术？

为什么要做整形手术？整形的目的越明确越好。如前所述，知道自身的形象哪里好、哪里不好，才好根据不足的部位做出整形计划或下定改善自己形象的决心。对自身的形象做出判断的时候客观地分析自己比听从专家分析的更好。在错误广告信息的引导下去非专门的医疗整形机构做不正规的整形手术，后果会是很严重的。

还有，如果不理性而过于感性地下决心做手术，则更容易不满意手术后的效果，心理压力也会更大一些。所以应该在手术前和专家充分沟通，对手术后的效果进行严谨预测，并对如果产生副作用应该怎么处理做好准备。不管怎么说，整形都是为了提升自我满足感，所以最重要的就是要能自我掌控。如果单纯只是要追随某个符合了美的特征的人物或追随最新的时尚动态而想整形的话，那还是不做为上策。

第二步：How——整形应该怎么做？

下定决心整形前应该对整形进行多方面的了解，就像上课前要预习一样。整形方面的专业用语毕竟和日常生活用语有所不同，囊括了很多陌生的词汇，所以去整形医院前最好在网上多搜搜相关内容，可以和周围一些有整形经验的朋友多交流。重要的是还要仔细观察医院是不是专业的整形医院，医生是不是整形外科的专家；要观察医生是否仔细对手术的前前后后、过程、副作用等充分详细地解说，做到万事俱备。

还有最重要的就是我们一定要慎选整形医院。这不是说一定要去很多整形医院咨询，选择两三家整形医院和专家做一下咨询，根据对专家的信任度和咨询结果等选择更适合自己的医院，也别忘了顺便考察一下医院里的医疗器械是不是让自己满意。

能事先预测术后效果的效果图有2D和3D两种。2D就是把患者正面和侧面的照片用电脑2D假想程序进行假想整形做出来的效果图，3D是利用假想整形器械给患

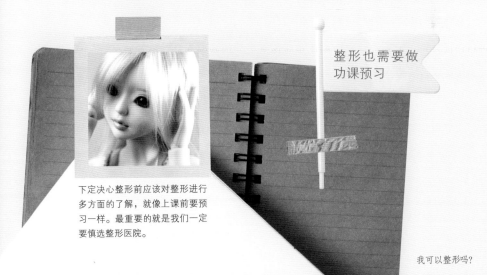

整形也需要做
功课预习

下定决心整形前应该对整形进行
多方面的了解，就像上课前要预
习一样。最重要的就是我们一定
要慎选整形医院。

者正面和45度两侧面拍照然后传入电脑利用3D假想程序进行假想整形做出来的图片。假想整形，字如其文，它只是一种假想，和实际手术有一定的差异，对此患者要做好心理准备。希望你就把假想整形想成是仅供整形前做参考用的效果图。

第三步：After——整形手术后需要护理的五点

1. 术后多久能洗脸和洗澡？

这一点根据手术有无缝合线分为两种情况。若有手术缝合的话，要待到拆线1~2天才能洗脸和简单洗澡。

2. 手术后的淤肿要持续多久？

手术后的2~3天是急性水肿期。然后根据个人体质的不同，消肿程度会有所不同。一般情况下大概1~2周后会消肿，整形部位初步定位，以后手术部位会变得日益自然。

3. 下巴和颧骨整形手术因为是削骨头的手术，会不会很疼？

下巴和颧骨等脸部轮廓的整形手术肯定要牵扯切骨的，所以人们大都对此抱有成见，认为切骨是很疼的。可能是因为有"切肤（骨）之痛"这句话，才让大家有这种误会，但实际上切骨手术比其他的整形手术的疼痛要小一些，可以去除这种不必要的担心。大概因为术后两天左右的浮肿会造成活动不便，有很多人手术后的第一天会反映说自己的脖子不舒服，这些都会随着时间的推移自然恢复。

4. 手术后多久才能进行再手术?

伤口愈合时先是变得坚硬，然后随着时间的推移会慢慢变软变正常，整个过程大概持续六个月。所以如果要再手术的话，过了六个月左右再做效果会比较好。但是有个部位的再手术是例外，如果是鼻子的硅胶隆鼻手术，术后硅胶或其他填充物歪了的话，那要在六个月内做矫正鼻形的手术。

5. 瘢痕体质的人能做眼部整形手术吗?

瘢痕体质的人一般是胸部、腹部、肩部、耳垂的伤口容易形成瘢痕，眼部手术一般不会生成瘢痕。但是根据患者瘢痕体质的严重度不同也是有所差异的，所以最好先和专家咨询一下。

通过和专家充分洽谈咨询对手术进行严格缜密的预测，并问清楚应该怎样处理手术后可能发生的副作用。整形也是自己充分地了解自己的一个过程。如果单纯只是要追随某个符合了美的特征的人物或追随最新的时尚动态而想整形的话，那还是不做为上策。

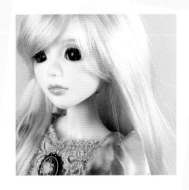

整形要在十分清楚自己的情况后再决定。单纯只是要追随某个符合了美的特征的人物或追随最新的时尚动态而想整形的话，那还是不做为上策。

下了决心就从找专家咨询开始

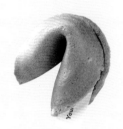

我也想变成那样

正在商场里购物的A小姐偶遇高中同学B小姐。刹那间，A小姐有些疑惑，这是不是B呢？和准备考大学时的那个整天穿着皱巴巴的校服浮肿着脸来上课的同学完全不一样了。以前的B哪儿去了？站在眼前的B小姐一身干练着装让她充满活力，还有最重要的是，她的脸和以前好像完全不一样啦！对，是双眼皮！小小的双眼皮竟然给她的脸平添了一份深邃感，显得她的表情更有号召力。高喊什么"外貌有什么重要的，心灵美才是最重要的"干吗？原来还是外貌最重要！

"反正也不是自然美人嘛！"对整形的人不屑一顾有什么用？反而是这样的人身边有一群男人像苍蝇似的将其围得水泄不通。到了这时候，后悔就像海啸般汹涌袭来。周围身先士卒的朋友们"你也把双眼皮做了吧？据说最近大家都在做"的提议为什么要不知好歹地一概拒绝呢？

A小姐一直抱着"就那么着过呗，还整什么形啊"的念头对整形充耳不闻。现在被B小姐的成功变形所鼓舞，不知不觉间就开始幻想自己整形后的样子了。像这种在周边人成功变身的引导下下决心整形的人不知道有多少。

但是整形的决心下起来是艰难的。害怕在脸上动刀子、担心整形的巨额开支，还有最担心整形后周边人的反应。许多人都曾动摇过。一度放长假休息时、有空余时间时、看到电视里成功整形的那些明星后又让当事者燃起了希望之火。"嗯，我也得像那样漂亮！"虽然说好的开始是成功的一半，下定决心整形之后还有很多山要越呢！

整形信息的收集是成功整形的第一步

所有的关于整还是不整的思想斗争结束最终决定整形后，对整形肯定还是一片茫然。那就先畅游在网络的大海中，比较女明星们"整形前后照片"，一边看照片研究自己到底应该整哪里、应该怎么整，一边分析自己的耳目口鼻和体型一边学习。自封为整形专家的网民们在网上说内眼角、自体脂肪移植、肉毒素就跟家常便饭似的简单又熟练。看他们分析的整形案例，能让自己获得更多这样或那样的有用信息。像这样不仅能了解到一些相关的信息，甚至还可以查到大体的整

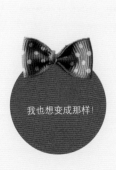
我也想变成那样！

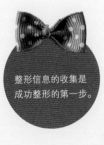
整形信息的收集是成功整形的第一步。

我想知道我的整形手术的价位。

不能做墙头草。

形价位。但是不能100%相信网上所载信息。网上的信息有的真实可信，有的就是明目张胆地放假信息欺骗群众。

在网上找足了照片信息后就可以正式地找找身边的那些对整形有经验的人了。从朋友、父母、兄弟、姐妹那里得来诸如"听说哪家医院做某某手术不错啦"、"周围谁谁做了手术，听说效果很棒啦"，把这些信息都收集到一起。这回就可以仔细端详自己的脸，研究一下应该整哪儿以及怎么整，给自己绘制一份蓝图。买衣服的时候还要为了避免冲动购物好好计划一下呢，整形手术前当然更要做整形计划啦！计划是计划，但是不能像水井里的青蛙，只计划自己看到的那片天哟！不能只依靠周围的人和网络知识，最重要的是得到专家的帮助。

我想知道我的整形手术的价位

就像买衣服不试也不知道合不合身一样，就算对着镜子用手指给自己做个双眼皮，再把自己的鼻子往上提提也很难想象整形后自己会变成什么样子。网购失败的经验几乎人人都有过，网购时很看好的一件衣服待实际收到快递后试穿了一下却失望至极。更何况要是整形失败，那该多痛苦啊！把韩佳人的鼻子和金泰熙的眼睛放到我的脸上未必会好看。重要的是查询！网上那些把明星们漂亮的地方组合到一起合成的图片看起来很怪异也是这个原因。

不久前韩国有线电视台有一个叫《现在是花样美男时代》的节目，通过演员们3D的整形假想照片公开过整形资金的估算。3D假想整形能看到整形后立体的效果。那天假想整形的对象是以主持人朴明秀为代表的搞笑艺人朴挥顺、张东民和

模特洪钟铉

等。朴明秀的

开内外眼角、头发移

植、额头脂肪移植等手术

大概需要1750万韩元。相反，模

特出身的洪钟铉大概就只需要400万韩

元。这真是生来就长得好还能省钱，看吧，

长得好的好处多多吧。不过，就算长得不好，也

千万不能埋怨父母怎么给我生出这么一张费钱的脸呢！

万万不可完全依靠别人感情用事。要以正确的客观的信息做依托，慎重决定才能帮助你获得更好的手术效果。

　　最近有很多整形医院能通过影像给患者展示整形后的模样，能通过先看到隆鼻和削下巴的效果再决定什么样的手术最适合自己，还能看到自己整形后的模样当然好了！但是如果这一切一切的场面都是导演出来的那该怎么办？"眼睛、鼻子、嘴巴、下巴、皮肤等基本费用6000万……去两次脂肪……7500……"《美女也烦恼》中的汉娜去整形医院和院长咨询的时候，院长是这么说的。虽多少有些担心，但是既然已经下定决心，还是坦然去敲开整形医院的大门吧！

　　不能做墙头草

　　不能什么事情、什么问题都是自己决定、自己解决，但是说这边好就往这边倾斜，说那边好又往那边倒的墙头草也是做不得的。

这是曾经出现在整形医院里的事情。有个想做面部轮廓整形的患者来到整形医院，当和医生咨询并接受后，要准备决定手术日程安排的时候突然喊停，然后掏出电话好像是要给谁打电话。患者拿着电话把这边和整形医生都说了什么一点不落地告诉了电话那边的人。待讲完挂掉电话后和医生说"她说X月X日动手术最好！"后来问过患者才知道，原来是她给算命的打的电话想求个手术日期。当然，自己一个人决定很难，我们也能理解患者想选个好日子做手术的心情。但是像这位患者这样，完全依靠别人感情用事可万万不可。要以正确的客观的信息做依托，慎重决定才能帮助你获得更好的手术效果，切记切记。

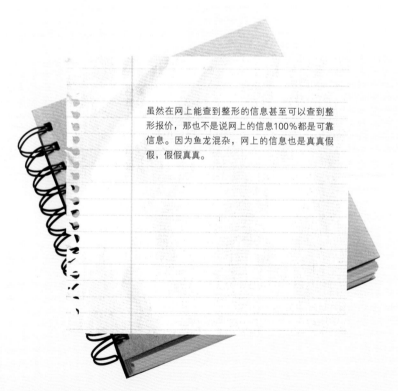

虽然在网上能查到整形的信息甚至可以查到整形报价，那也不是说网上的信息100%都是可靠信息。因为鱼龙混杂，网上的信息也是真真假假，假假真真。

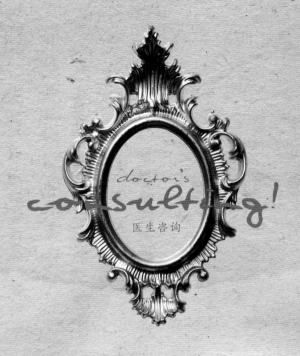

doctor's
consulting!
医生咨询

该如何选择医生?

做整形手术，医院的规模和手术的设备虽然都很重要，但因为最终还是要靠医生的双手来实施手术，所以比什么都重要的是找个好医生。要找一个能对患者对症下药的，对患者的手术能全程掌握的，还得对术后可能会产生的问题有足够的处理方法和经验的值得信赖的医生。虽然手术前医生的状态多多少少会影响术后效果，但比这更能影响到手术效果的是医生对患者的理解和患者对医生的信赖。第一次和医生咨询时，不管咨询得怎样好都要最少再去两三家整形医院，找若干名医生咨询。不是找最值得信任的人，而是要找能把自己的想法充分传达给医生，而此医生又能充分理解自己想法的人。最好在这样能互相理解的医生的医院进行手术。

医生也害怕网络信息

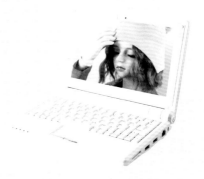

无法辨别真假的网络信息

不知道从什么时候起，网络成为了人们的朋友、老师、顾问、医生。有慢性消化不良的C君平时一有什么身体不适就会在网上求助，并且他会用他在网上看到的内容问医生自己是不是胰腺有问题啊、是不是胆结石啊、是不是食道不好啊等铺天盖地的问题。

像C君这样，通过网络学到的知识有时候是有用的知识，但有时候这种网络上的知识大多是没有实际内容和用途的，甚至有时候会起到反作用，滋长人们的恐惧感。

不久前有这么一件事情。有个人整形后看了网上一些相关的报道，觉得自己的情况很不好，这种想法导致这个人患了忧郁症，最后自杀了事。其实手术后要恢复到正常状态肯定会有一个过程，而这个过程的长短是因人而异的，不能因为在网络上看到相关信息就恣意判断自己有问题。特别是网上的经验谈，一般谈的比较多的就是手术后的副作用什么的，术后只依靠这些信息是十分不可取的。

还有要警惕那些说得天花乱坠的信息，像"毫无副作用，并且效果特别好"

的话。这是骗子们为骗人上钩所设的圈套。不要一味地只说好，要有能辨别信息真伪的慧眼。

　　"断金识玉"这个词不是无中生有的。在真假混杂的网络时代要练就一双火眼金睛，有取其精华、弃其糟粕之智慧。这其中有"混在土里的珍珠"，也有一点用处都没有完全是垃圾的"臭狗屎"。

论坛上群魔乱舞的非专家

　　最新调查显示，二十岁和三十岁左右的女性们通过论坛了解的整形信息最多。在论坛里看别人的整形日记然后再决定手术方法和确定实施手术的医院的人也不在少数。

　　和整形相关的论坛里有对各种整形信息的交流，所以对那些准备整形的人来说这里就是宝贝仓库。在这里人们共同选定整形手术，这里还会举

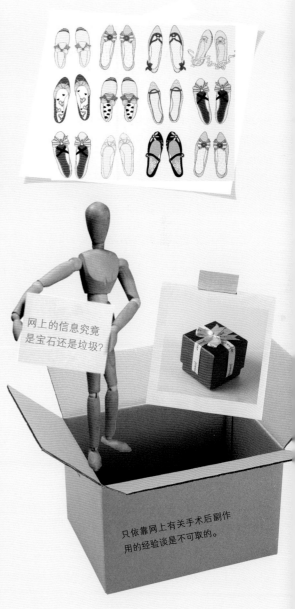

网上的信息究竟是宝石还是垃圾？

只依靠网上有关手术后副作用的经验谈是不可取的。

行免费的整形体验活动。各个部位的整形方法自是不用说，包括手术费用、值得推荐的医院、推荐医生的简介等应有尽有、包罗万象。但是论坛从来就是把双刃剑，它不仅能给人们提供好的正确的信息，同时也会有不好的错误的信息并存，所以不能盲目相信论坛上的所有消息。要知道上传相关文章的除了整形专家外，还有非专家以及其他科室的医生啊！

　　不乏有人看了论坛上的文章推荐的医院决定做手术的，但这种文章有很多就是托儿做的手脚。只是论坛如此吗？不管问什么都有人回答的（搜索引擎的）知道里也到处是托儿们活跃的场所。特别是假装回答然后借机宣传整形医院的那些家伙。同时也不能相信那些一味地否定某医院的文章。虽然可能是某些医院口碑不好，但也有人为了败坏某医院的名声而故意写些恶意宣传的文章。

打着最新整形术旗号的圈套

　　不久前，报纸上曾报道这样一件荒唐的事，即所谓的"苯酚脱皮事件"。利用有毒物质苯酚进行皮肤焕颜术，结果苯酚侵入患者皮肤内部，导致患者严重烧伤。比较严重的患者甚至被判定为面部四级伤残。好像是上世纪90年代初期吧，洛东江污染事件闹得韩国全国上下沸沸扬扬的，而始作俑者的污染源就是这个苯酚，真是件荒唐的事情吧？

　　挑起这件事的医生居然给苯酚脱皮包装上了"深度皮肤再生术"的华丽外衣并大肆进行宣传。深度皮肤再生术，感觉像是皮肤深处会源源不断地生出新的皮肤。但是残酷的现实却恰恰与之相反，它会让患者这辈子都带着脸上被烧伤的痕迹生活。

像这样听了"高新医学科技"、"首创医学秘笈"、"最新整形设备"等话，就把理性思维抛到九霄云外是绝对不可取的，因为你并不知道华丽的外表下究竟包含了怎样的内容。虽然有"最新"、"首创"等煽动性很强的字眼，但金玉其外败絮其中的可能性更大些。华丽的外衣下其实是在其他医院也可以见到的医学技术和整形设备。

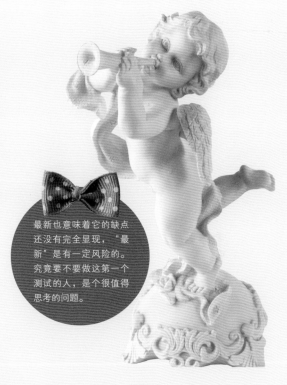

最新也意味着它的缺点还没有完全显现，"最新"是有一定风险的。究竟要不要做这第一个测试的人，是个很值得思考的问题。

当然也有与上述相反的情况，"最新"、"首创"宣传下是真的"最新"、"首创"。那么最新和首创的就一定都是好的吗？我们来看一个以完美皮肤著称的D小姐亲身经历的例子吧！

某一天，D小姐突然以一张满脸痘痘，并且有的地方有点结痂的脸出现了。她常去做皮肤护理的一家医院的院长劝说她尝试一下自己新开发的敷面剥落式面膜，D小姐也没多想就试用了新品，结果脸就变成这样了。当然，事后引火烧身的医院肯定是妥善处理了这件事情，但是D小姐不仅是脸上遭受了一番痛苦，她的内心也是饱受折磨。

我们常被"最新"这样的字眼所吸引、所蒙蔽。其实仔细想想，最新也意味着它的缺点还没有完全显现，那么"最新"就说明是有一定风险的。譬如说，电脑系统推出新系统前，会有新系统的测试版本出现，测试新版本的满足度和安全性能等，那你就要好好想想，究竟要不要做这第一个测试的人？

整形失败可不像你买衣服、买化妆品那么简单。因为错误的决定产生的结果是没有办法退回去的，再后悔再流泪也于事无补。所以决定整形前要对医生的经历、医院的资质等做充分的考察验证，选择有针对性的专业医院，手术前和医生充分沟通，此时需要鞭打石桥过河的慎重之心啊！

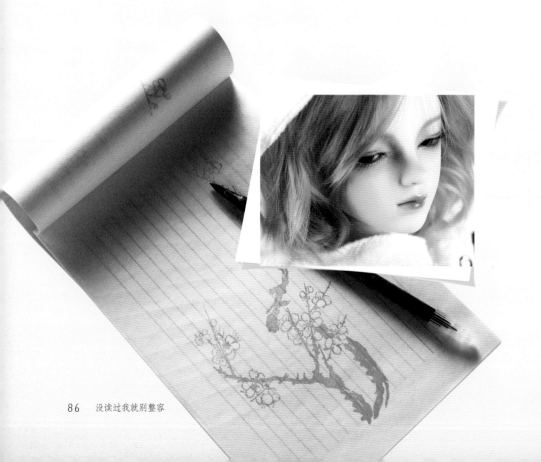

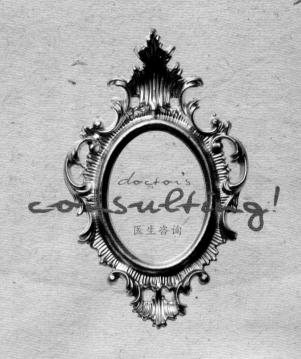

doctor's
consulting!
医生咨询

应该如何获取准确的整容资料和正确的整形信息？

获取准确的整容资料和正确的整形信息，最有效安全的途径是到专业医院进行咨询。最近互联网的高度发达使人们很容易获取各式各样的资料和信息。大多数人对于从互联网上获取的信息不能准确甄别，轻率地对自身的状况下结论。因而，施术不当或遭遇非法行医的危险性也就大大增加了。通过咨询专业医生，并且对自身状况进行全面细致的检查之后再进行整形手术，才是最安全有效的。

过犹不及——论整形中毒症

侵害人生的整形中毒症

工作狂、酒精狂、购物狂……世上有很多种"狂症"，其中最主观的一种要数整形狂了。

整形狂们不论何时都对整形充满兴趣，导致的最终结果就是无止境的整形欲和日新月异的现代医学的强烈碰撞。无论如何，适当的整形对于外貌上稍微不尽如人意的人们来说是一种福音，但如果是到了整形中毒的地步，则难免会让人觉得荒诞，难以接受。

就像季节一样，脸也能经常变换，艺人们对此似乎乐此不疲。短暂休息后复出的艺人们每一次亮相都会让观众们觉得耳目一新，就像是变了一张脸，这些艺人中可能就有不少已经患上了"整形中毒症"。不知道这些人是不是听到"越来越漂亮"这样的赞美感到特别满足，从旁观者的立场来看，却忍不住想对他们喊一句："到此为止吧！"双眼皮、开眼角、隆鼻、嘴唇重塑、额头移植自体脂肪……就这样，每进行一次手术，脸的不自然就增加一分，而这些中毒者似乎毫无察觉。

事实上，艺人中有很多做了一两次手术后视觉效果最好，此后一次次的整形手术却使脸变得越来越不自然，看上去也越来越没有美感。但他们本人却好像对此毫不知情，依然固执地认为某些部位需要整形。结果便错过了停手的最佳时机，陷入了"一整再整"的恶性循环中不能自拔。一旦患上"整形中毒症"，想要停下来是很难的。

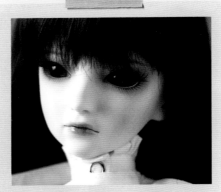

结果便错过了停手的最佳时机，陷入了"整了再整"的恶性循环中不能自拔。一旦患上"整形中毒症"，自己想要停下来是很难的，此时只能借助心理或精神科的手段来治疗。

对于美艳动人的好莱坞女演员来说，整形中毒症也是相当致命的。典型人物就是黛米·摩尔，她与比自己小16岁的丈夫阿什顿·库彻结婚后，就患上了整形中毒症。整形带来的诸多副作用使黛米·摩尔完全丧失了先前让人惊艳的清新美，并使她和梅格·瑞恩等众多的好莱坞影星一样，陷入了整形的舆论旋涡中。

我也有可能患上"整形中毒症"吗？

曾经在《奥普拉·温弗瑞脱口秀》节目中见过一名患上整形中毒症的女性，经过数十次连续的整形手术，她原本的样貌已经完全改变，取而代之的是丰满的嘴唇、高挺的鼻梁、金色的头发此类极像芭比娃娃的造型。这个女人已经完全不像一个真实的人类了。

这名女性声称以后还要在腰部动手术，将腹部的脂肪向上提拉。还说不管怎么努力，每当照镜子的时候，都会涌上继续整形的想法。看到这里，不光是奥普拉·温弗瑞，就连旁听的观众们也十分错愕。不要对可怕的"整形中毒症"嗤之以鼻，不当一回事儿。因为一不小心，一两次的整形手术也许会将人拖入"整形中毒症"的深渊。

第一次接受整形手术时，每个人都抱着"整形也就这样，能改善到那种程度已经很不错了，不要抱过高的期待"的想法。但是整形完毕看到变漂亮的脸蛋时，满足感只是一闪而过，更多的则是想变得更漂亮的欲望，这就是整形中毒症的初期症状。这里动一下手术会更漂亮，那里整一下会更好看，这样的想法会接二连三地涌上心头。

对于整形后的效果不满意，也是患上整形中毒症的原因之一。如果术前不考虑整体的均衡感，只针对特定的部位进行手术的话，术后满意度较低、进行再手术的可能性就很高了。术前没有慎重考虑，只是一味为了追求美丽而不断手术的人，就是典型的整形中毒症患者。

还有这样的情况：人的五官讲究协调美，例如眼睛变大了，鼻子最好垫高，脸形不够立体的话也需要矫正。如此以往，事件就慢慢扩大了。这就像购物一

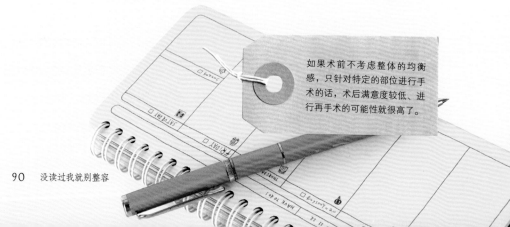

如果术前不考虑整体的均衡感，只针对特定的部位进行手术的话，术后满意度较低、进行再手术的可能性就很高了。

样，买了短裙还想买相配套的衬衫，买了衬衫没有皮鞋就太可惜了，就这样购置的物品越来越多，最好将长筒袜、皮带、包等一一配齐，才能心满意足。

整形中毒症要提前预防

期待越高失望越大。如果一开始就抱着"我整形后要变得和金泰熙、宋慧乔一样漂亮"这样不切实际的幻想，术后很容易会失望的。最好根据自身的实际情况，充分了解现有的技术水平后，再决定自己的期望值是多少。否则术后就很容易失望，进而陷入"变成绝世美女前决不停止手术"的尴尬境地。

还有一点，同一个部位的手术不能超过三次。你质疑这样的论断吗？如果是，那就是整形中毒症的初期症状了。如果同一个部位手术超过三次的话，不仅术后无法取得好效果，而且从精神层面上说，你已经处于危险的边缘。此时，你不必再去整形外科，而应该去看心理科了。如果不做心理咨询就此放任不管的话（当然，如果自己能克服这种心理障碍是最好的），你就可能不知不觉中陷入整形中毒症的沼泽中不可自拔。

如果你抱着"所有问题都可以通过整形来解决"或者"什么事情都没有外貌重要"的念头，这也是一个大问题。通过整形手术的确可以变漂亮，使人对自己的外貌更有自信和好感。但人不应该只专注于外貌，更应该在其他方面发挥热情和能量。俗话说，贪欲包藏祸心。对于整形而言，就是说一定要辨清现实与虚幻。不用说你也知道脱轨的火车最终会驶向哪里，整形也一样，该刹车的时候要及时刹车。

先学习一下如何让自己满足

自身的满足感对于整形来说是第一位的，不管你的脸蛋如何像金泰熙、宋慧乔，如果你对自己不满意，谁也无法告诉你整形是否成功。如果不管整成哪个明星的模样你都不满意，那就别让整形外科的医生们白费心思了，还是先学会喜欢自己吧！

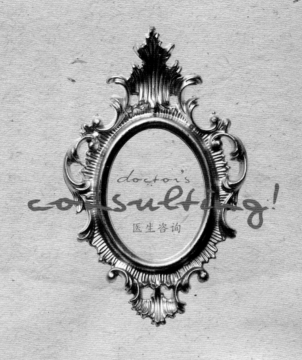

doctor's
consulting!
医生咨询

如何克服整形中毒症？

如果因为别人的某句话，就决定对某个部位进行整形手术的话，很有可能面临再手术。"帮我把鼻子整成和某人一样"这样的要求也很有可能导致整形失败。整形最重要的是考虑五官整体的协调感，也只有这样才能提高术后的满意度。如果没有考虑整体的协调性，就很容易令患者失望，进而反复进行手术，直到满意为止。第一次要慎重，第二次也要慎重，这是避免患上"整形中毒症"的最佳良药。

便宜没好货，整形也是如此吗？

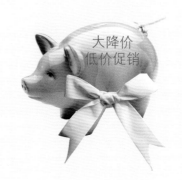

整形医院正在大促销

迎假期低价促销，两人同行折扣更多，×××艺人大力推荐……这些并不是新开业的餐厅或洗浴城的广告，而是整形医院常见的一种现象。这就像传销一样，如果介绍哪位朋友过来，就给八折的折扣，或者假期半价促销，整形业的市场秩序近来正经历着狂轰乱炸似的破坏。双眼皮手术20万韩元、腋窝除毛2万韩元。双眼皮手术市场价100万韩元，相当于2折；除毛手术市场价40万韩元，相当于0.5折；更有甚者，激光手术成了免费的赠品。整形产品不存在长期库存一说，但为什么市场价格会如此低廉？这不得不让人瞠目结舌。当整形产品变得和一套衣服的价格相当的时候，不用花很多钱就能整形的消费者们真的高兴得起来吗？究其原因，有人说是因为经济不景气，有人说是因为整形医院如雨后春笋般遍地开花，它们之间的恶性价格竞争导致的。不管怎么样，"便宜就好"并不能成为消费者的最终选择。

俗话说，只有买错没有卖错，便宜没好货。价格便宜了，消费者的利益却在不知不觉间被牺牲了。价格降低的同时，服务水准也在降低。当然，并不是所有的医院都这样。但在这些疯狂促销的整形医院里面执刀的，的确有很多都不是专业的整形医师，而是一些别的科室的医师。还有一些收费低廉的医院，则是由学习了一小段时间、根本没什么经验的医师执刀。如果不想成为被实验的小白鼠，就千万别被低廉的价格所误导，盲目选择整形医院。

肉毒杆菌日、皮肤填充剂日、点痣日等促销手段也存在着诸多陷阱。当然，这些手术相对来说比较简单安全，整形医院出于薄利多销的目的进行促销也是有可能的。但就拿肉毒杆菌促销日这类活动来举例，商家以次充好，给患者使用一些品质不良的的肉毒杆菌也是有可能的。不进行任何解释，只宣传价格低廉，很有可能使用的是一些劣质的肉毒杆菌。千万别抱着"价格这么低，我也尝试一下肉毒杆菌吧"这种冲动的想法前往医院，先打听一下，确保医院使用的是品质优良的肉毒杆菌，才是明智的选择。

"黑诊所"和"远途整形"——低价整形的致命诱惑

被低廉的价格所吸引的人们，很容易陷入另一个陷阱——"黑诊所"。有

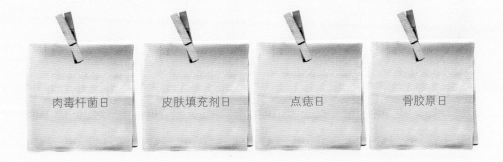

肉毒杆菌日　　皮肤填充剂日　　点痣日　　骨胶原日

的是邻居大婶介绍的，有的是朋友的朋友介绍的，这种"黑诊所"被传得神乎其神，价格却比正规医院便宜。但是，双眼皮手术后上下眼睑闭不上，点痣后留下了永久性伤疤，诸如此类的案例真是不胜枚举。

不具备专业知识的人员、不卫生的手术场所、没有合格的工具与设备，试想又怎么可能取得理想的手术效果呢？可以说，由于消费者术前没有慎重考察导致的手术事故，本人也负有很大的责任。

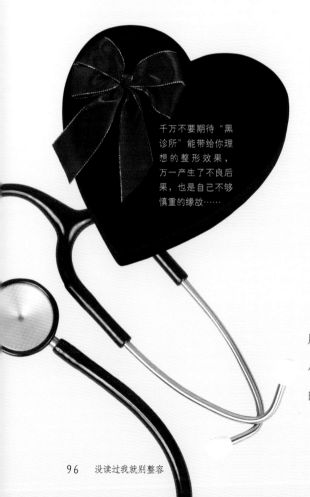

千万不要期待"黑诊所"能带给你理想的整形效果，万一产生了不良后果，也是自己不够慎重的缘故……

特别是注射整形医疗事故在"黑诊所"中发生得最为频繁。患者自认为手术简单不会有危险，被低廉的价格吸引而前往"黑诊所"。但实际上，肉毒杆菌、填充剂、骨胶原等都有明确的针对性，比如肉毒杆菌可以去除眼周和额头的皱纹；填充剂则适用于嘴角纹和隆鼻。而注射骨胶原蛋白，则可以保持乳房的丰满，去除脸部的皱纹，使皮肤看上去更年轻。而"黑诊所"使用的大部分都是工业用硅胶，后果可想而知。所以即便是小小的注射整形术，也一定要去正规的整形医院。

需要特别注意的是，"黑诊所"医疗事故容易导致炎症、皮肤坏死等问题，即使通过手术切除该部位，也不可能完全治愈。

最近出现的另外一个大问题就是"远途整形"。"整形效果显著，价格却比韩国便宜得多"，很多人在这种宣传口号的诱惑下，踏上了去往中国、泰国等地的远途整形之路。互联网上极易找到中国、泰国"远途整形"的中介机构或中间人。开始时被低廉的价格吸引，整形完毕回国后却发现了各种后遗症，因而请求赔偿的案例也有不少。

中介机构一般只热衷于将患者组团送到国内接受手术，收取中介费，而一旦事后出了问题，大部分中介会宣称自己不知情，从而推卸责任。整形的术后护理是很重要的，"远途整形"术后没有任何的护理，只是简单完成了手术就匆匆赶回国内，因此术后发生副作用的几率很高。这就好比手术做了一半就下了手术台回家一样。

还有一种很常见的现象：使用未经安全鉴定的劣质材料。隆鼻手术后鼻梁塌陷、填充物溢出，胸部整形后胸部水肿诱发炎症……这类使用劣质填充剂引发后遗症的事例很多。最近韩国国内的整形医院接待了很多在中国、泰国"远途整形"后引发后遗症的患者，且这类患者有不断增长的趋势。

　　"远途整形"和"黑诊所"的共同点是：没有术后护理和责任人保障。中介机构和中间人通常以患者没有做好自我管理为由推卸责任，而患者与远在国外的医院直接交涉又很困难，只能自认倒霉。韩国的整形医院虽然可以进行二次手术，但是已经动过手术的部位再次动刀，效果自然没有一次手术的理想。花四分之一的钱去国外整形，同时还能旅游观光，很多人起初是抱着这种一箭双雕的想法，到头来却投入了好几倍的钱做二次手术，且可能留下永久性伤疤，实在是太可惜了。

　　事实上，价格便宜也并不一定代表品质低劣。在整形产品促销时，偶尔也会推出物美价廉的好产品。只不过不能只关注低廉的价格，不考虑其他的因素，否则会带来更大的损失。韩国有句俗话：如果分不清东西的好坏，就多花点钱。如果没有一双能辨清消费陷阱的火眼金睛，还是多花点儿钱买个安心吧！

　　整形不同于一般的产品，可以"尝试一下，不行就不要了"。决不能被低价所骗。当然，并不是贵的地方就能百分百保证质量，最重要的是要抛开价格因素，对医院和医师进行充分的了解，这种态度才是可取的。

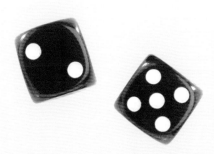

有些人没有变漂亮的资格

好车需要加好油，人的脸也一样，怎能因为低价就随便动手术？如果抱着那种想法，本身就是很危险的。不珍惜自己的人是没有资格变漂亮的。

整形不是终点

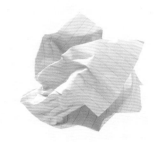

秃顶——害怕被人看见

不久前的一个电视节目里，朴明洙（音译）自称是"毛发移植医生最想要的模特"，成为了人们茶余饭后热议的话题。朴明洙虽不是全秃，但头发稀少得能看到头皮，被人们称为"脱发教主"。他经常在没有头发的部分梳上黑色的染料，看上去就和长了头发一样，因此也被人称为"黑彩笑星"。这种黑色的染发产品原名"瞬间增发剂"，因为朴明洙而更名成了"黑彩"，知名度一度暴增。看来，很多因头发稀少而烦恼不已的人从朴明洙那里得到了不少灵感。

实际上，比起五官、皮

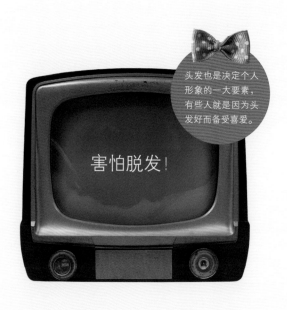

头发也是决定个人形象的一大要素，有些人就是因为头发好而备受喜爱。

害怕脱发！

肤等，头发算是不受人关注的，但即使是这样不受关注的头发，也是决定个人形象的一大要素。全智贤拥有一头顺滑、亮泽、密实的长发，能想象她剪短头发的样子吗？不知为何，总觉得短发的她会魅力大减。我们周围也不乏像她一样，因为头发好而备受人们喜爱的人。

有些人因为头发好而备受人们喜爱，而有些人却因为头发稀少而烦恼不断。有很多人因为脱发、少白头等头发问题引发不少尴尬，在就业的时候缺少自信心，甚至害怕出来见人。

有一个男孩子，二十刚出头的时候，因为长得好，性格也好，在女孩子中很有人气。但是二十五六岁开始，头发大量脱落，成了"M"形的半秃子，看上去比实际年龄大了十多岁，造成自身心理压力过大。现在不戴帽子他是绝对不会出门的，而长时间戴帽子又会造成头发掉得更多，形成了恶性循环。

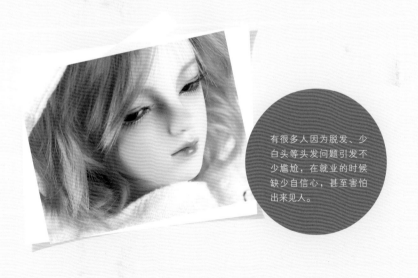

有很多人因为脱发、少白头等头发问题引发不少尴尬，在就业的时候缺少自信心，甚至害怕出来见人。

现在这名男子逢人便说："我赚了钱之后，首先要给弟弟做头发移植。"这简直变成了他的口头禅。不只是他，有很多人说："如果有谁能发明使头发快速生长的生发剂，一定能得诺贝尔奖。"

脱发问题并不只是平常人的心病，头发看上去很密实的尹恩惠就自称曾经在发缝中抹过黑彩，以掩盖空空的发中缝；而著名的笑星金永满则传出过这样的逸事：出国旅行时在一个餐厅就餐，有个外国人看到他抹了黑彩的头发后，从自己的餐桌上递给他一个黑胡椒瓶，对他说："这个也可以抹抹看。"

保住正在掉的头发，填满已经掉了的头发

脱发的原因和症状多种多样，可以分为大光头、原发性脱发、部分性脱发等。不管是哪种脱发，看到掉下来的头发，人们的焦虑心情都是一样的。头发脱落的初期如果没有及时就医，难免会后悔万分，医院里就有很多因为脱发问题而烦恼不已的人。提起整容手术，人们首先想到的是五官、皮肤的手术，其实对于解决脱发的烦恼，整形手术也是十分有效的。

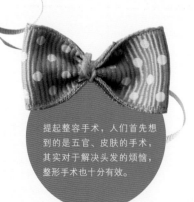

提起整容手术，人们首先想到的是五官、皮肤的手术，其实对于解决头发的烦恼，整形手术也十分有效。

最近，市场上能以假乱真的假发越来越多。另外，借助整形或药物注射，也能在一定程度上解决脱发的烦恼。但解决脱发最好的方法是在脱发症状显现之前就做好预防工作，因此，我们有必要先自查一下现在的头发状况。

一天掉发的数量在80根以内，属于正常水平，完全可以安心；一天掉发的数量在100根以上，属于脱发的初期，最好去医院进一步诊断；掉发的数量在120~150根左右，属于严重的脱发症状，千万别再犹豫，需要马上去医院就诊。

通过掉发的数量可以诊断出脱发的严重程度，如果你正在担心脱发的问题，就请认真关注一下你掉发的数量。

脱发治疗的手段首推注射疗法，其中最具代表性的有两种：注射有生发效果的药物，称为皮下注射法；从自体血液中提取血小板，称为PRP自体血液注射法。皮下注射法是指直接在头皮上注射药物，达到促进血液循环的效果，使发根更健康，有助于头发生长，同时延缓脱发的速度。PRP自体血液注射法是通过注射促进组织再生血小板，促进发根和头发的快速再生，其优点是使用自体血液，几乎不会有副作用。

还有一种方法是毛发移植。主要是自体毛发移植，从毛发较多的后脑勺部位移植至毛发稀疏的前脑勺部位，因为脱发的遗传因子很少在后脑头皮处，大部分集中在前脑头皮部。手术时不光移植头发，而是将生长有头发的头皮一起移植。

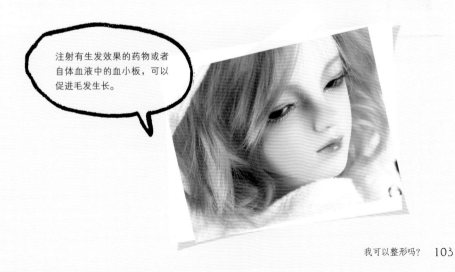

注射有生发效果的药物或者自体血液中的血小板，可以促进毛发生长。

正如移植了树木之后，需要好好养护以保证树木正常生长一样，头发移植之后，科学养护头发以保证其正常生长是关键。头发移植需要丰富的经验和相当高的手术水平。最近韩国引进了全新的移植术——CIT，即不移植头皮，而只取头发毛囊进行移植。这种手术需要一个一个地筛选毛囊并移植，花费的时间较长，不过其优点是移植后头发密实且显得很自然。

毛发移植，个人形象的完美呈现

毛发移植不仅仅是脱发患者希望的灯塔。发际线过高的女孩子，常常会听到"光额头就能再放下一张脸了"这种让人难堪的议论，对于这些女孩子来说，毛发移植术无疑是一种福音。在过去流行齐刘海的年代还不会显得太尴尬，但要是到了流行干练的"大光明"（刘海撩起，露出额头）的时代，发际线过高的女孩子就会巴不得找个地洞钻进去。虽然很希望像时尚艺人一样，梳个大光明或扎个利落的发髻，碍于发际线过高，或者"M"形、四方形等不太好看的发际，面对这些流行的发式也只能作罢。用刘海将额头盖住一天两天还行，要是总这样就容易让人厌烦了。

这类人群需要的就是发际线毛发移植术。后脑部分的头发移植至额头发际线部位，使额头不会显得过宽，形状也可以变得更圆润丰满，并且可以使脸变得更小，脸部线条也会变得更柔和、更女性化。这种类型的毛发移植，需要考虑脸部整体的均衡和协调，要找有审美眼光、手术水平又高的大夫执刀。

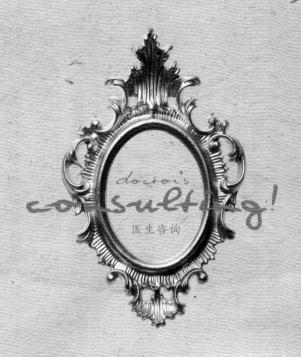

doctor's
consulting!

医生咨询

脱发治疗的原理是什么？

脱发的种类各种各样，治疗脱发最重要的是找出脱发的原因并对症下药。

首先要分析引起脱发的原因，去除引发脱发的关键要素，并同时加以治疗。如果脱发现象很严重，仅通过治疗手段很难解决问题，此时，毛发移植术会是最好的解决方案。

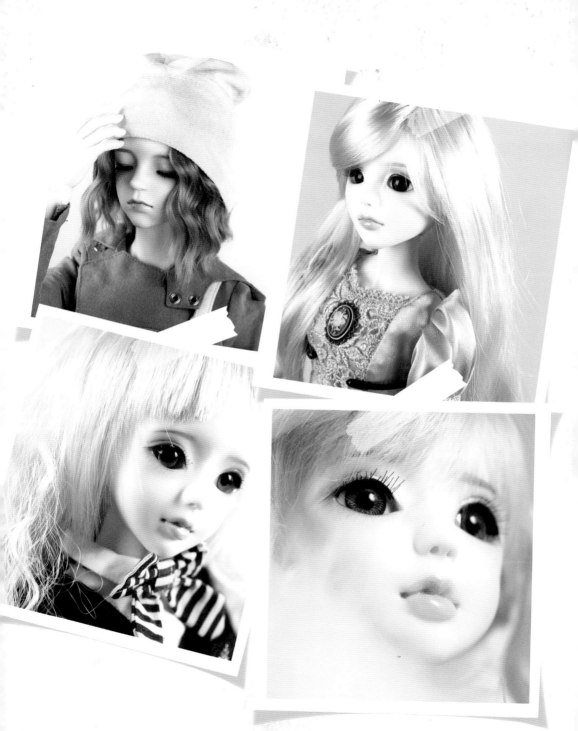

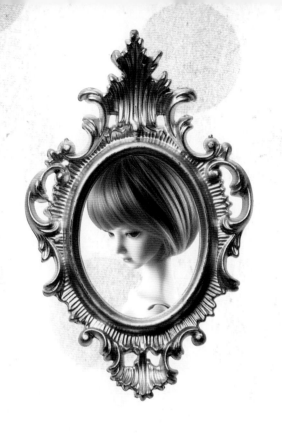

Part 03
第三部

各部位整形完全攻略

　　若已经明确自己想要的样子及要对哪些部位进行改善，那么具体这个部位该如何进行手术？如何才能取得理想中的效果？我们通过这个章节来具体了解一下吧。别忘了，一旦整形失败，是不可能重来一遍的，即使是想修复到原有模样也是幻想。

第 1 章
眼部整形

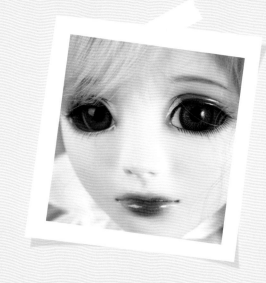

美人，从双眼皮开始

不知道为什么，最近从邻家大妈到电视上的演艺明星都成了双眼皮，要找个单眼皮的反而很难了。实际上，东方人的眼皮内侧有较厚的脂肪组织，要形成双眼皮是比较难的。但是人体中没有任何一个部位比眼睛更能体现人的魅力。因此，大家都不可避免地为了得到迷人的眼睛而费尽心思。如果你也在考虑是否要迈出美丽的第一步，是否要为了迷人的眼睛做一次手术的话，首先请了解一下多种多样的眼部手术，千万别抱着"我要变得和某某艺人一样"的盲目期望而胡乱手术。即使是为了美丽，也需要事先做足功课。

双眼皮手术（重睑术）

　　埋线法：埋线重睑术是指通过将上眼睑的肌肉和真皮结扎固定，产生粘连，形成重睑的一种手术。手术时通过一个小孔把缝线埋藏于皮肤及睑板之间，使上眼睑皮肤同睑板粘连。因为不用切开，所以不用担心留下伤疤，并且重睑线流畅、自然、逼真，这是埋线法的最大优点。这种手术的缺点是术后效果不持久，可以通过短时间内多次手术来巩固手术效果。

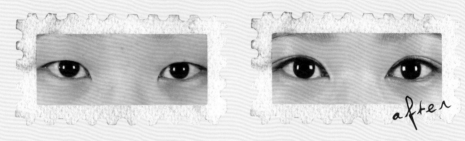

after

　　韩式切开法：东方人眼睑内部有较厚的脂肪层，在睁开双眼的时候，脂肪层过厚会导致双眼皮无法形成。韩式切开法指的是切开眼睑，去除肌肉和脂肪，根据情况把松下来的皮肤去除后，把真皮层与支撑眼睑的上睑提肌相连接。这种手术适用于以下情况：皮肤弹性较好或者眼睑较厚、使用埋线法容易松开、眼睑较厚双眼皮不明显、皮肤松弛、眼睑下垂等。

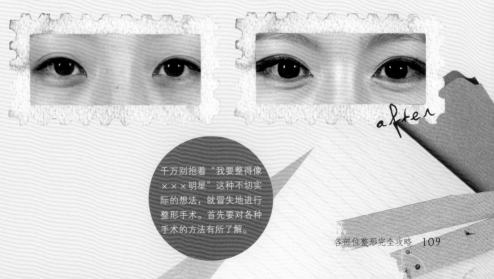

after

千万别抱着"我要整得像×××明星"这种不切实际的想法，就冒失地进行整形手术。首先要对各种手术的方法有所了解。

韩式微创法：这是结合了埋线法和切开法两者优势的一种手术方式，只需在上眼睑皮肤上打上小孔，去掉部分脂肪和多余皮肤。和切开法相比，具有创伤小、恢复快的优势；和埋线法相比，具有不容易松开，术后效果持久，闭眼时也更为自然漂亮的优点。

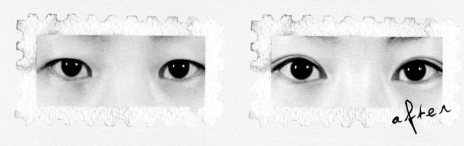

眼形矫正

眼角上扬矫正：如果眼尾较眼头太过上扬，会给人一种凶狠、残忍的感觉。对其矫正后可以使人看上去温柔甜美，而且眼尾变宽后眼睛会显得更大。如果同时实施开外眼角手术，则效果更佳。如果是眼裂过窄，看上去不够自然的话，则可以同时进行下眼睑矫正，这样就能让你拥有一双大且有神的美丽双眼了。

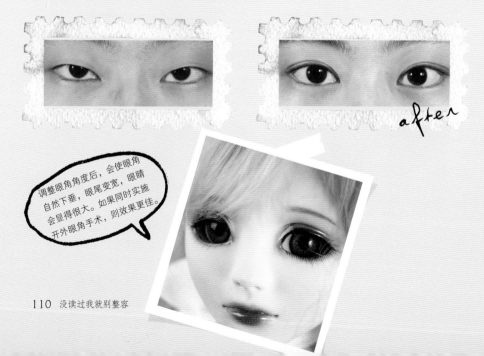

调整眼角角度后，会使眼角自然下垂，眼尾变宽，眼睛会显得很大。如果同时实施开外眼角手术，则效果更佳。

眼尾下垂矫正：只要稍稍上挑一下眼尾，将完全改变你忧郁、年老的印象。手术时只需在眼尾处切开一个小口，几乎不会留下伤口，但效果却极为显著。

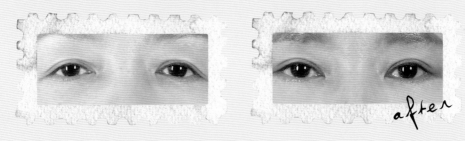

开眼角（内眼角及外眼角）

开内眼角：大多数东方人的眼睛内侧有一处被称为"蒙古褶"的内眦赘皮，显得眼睛小而无神。切除这种"蒙古褶"的手术就被称为"蒙古褶切除术"，也称开内眼角。以前的开眼角手术一般将内眼角变尖，看上去眼神过于尖锐。而现在很多人选择了保持内眼角的圆润弧度，这样人会看上去更温和。

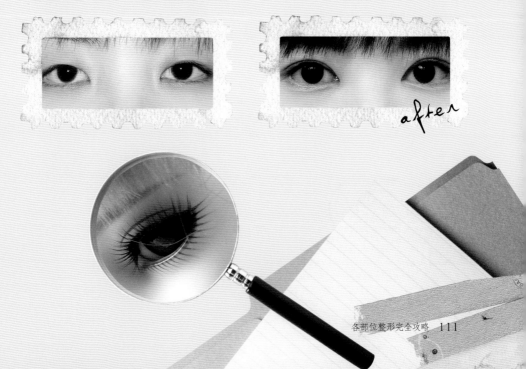

开外眼角：切开眼睛外眼角部位，延长水平长度的手术被称为开外眦手术，即开外眼角。以往的方法术后往往外眼角会重新黏合到一起，导致复发或外眼角圆钝，现在这个问题已经解决。开眼角的幅度可以根据每个人眉骨的位置、瞳孔的深度而决定。手术切口的痕迹隐藏在双眼皮皱褶里，因此是不会被人察觉的。

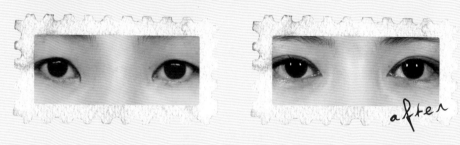

眼睑下垂矫正

眼睑下垂指的是眼睑将瞳孔的一部分甚至全部遮蔽，使人看上去无精打采。这不仅仅关系到外表，还会引发很多尴尬事件，另外眼睑下垂者需靠皱眉来替代部分提上睑肌的力量，因此也更容易产生皱纹。一般情况下可以通过调整眼睑提肌来矫正，但如果情形严重，则需要通过眼睛内侧的共通经络（CFS）来矫正。术后可以正常睁眼闭眼，眼睛的形状也会很自然。

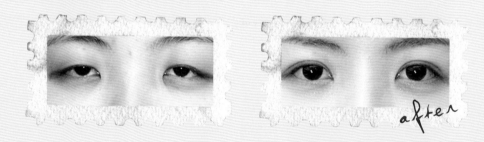

眼窝再造、卧蚕眼手术

将紧贴眼睛下部的卧蚕部分通过手术变得饱满起来，代表性的手术方法有填充硅胶、液态材料以及自体脂肪移植。硅胶有"人造皮肤"之称，植入硅胶的初期会显得很不自然，并伴有异物感，但很快就会好转，并且效果是持久的。注射液态材料手术简单、价格低廉，但效果一般，只能维持一年左右，需要周期性进行再手术。自体脂肪移植是指在大腿、臀部等处采集脂肪，加以浓缩精制后，将脂肪细胞植入卧蚕处，这种手术也可以改善黑眼圈。自体脂肪移植的短处在于随着时间的流逝，脂肪会被吸收，需要再次移植。

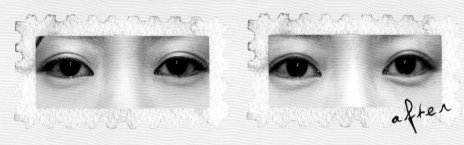

黑眼圈去除

就成因来看，先天性的黑眼圈多是由于眼底黑色素沉积而形成，后天性的黑眼圈则主要是由于眼底皮肤过薄而形成的。随着年龄的增长，有些人眼底积累了过多的脂肪，也会形成黑眼圈。黑眼圈形成的原因不同，治疗的方法也有所不同。如果是脂肪积累形成眼底阴影的话，就切除多余的脂肪；相反如果是眼底皮肤过薄而形成阴影的话，则通过植入脂肪微粒，达到消除阴影、提亮眼底肤色的作用。而对于眼底脂肪层分布不均匀的情况，则可以通过重置脂肪消除眼底阴影，使双眼更加明亮。

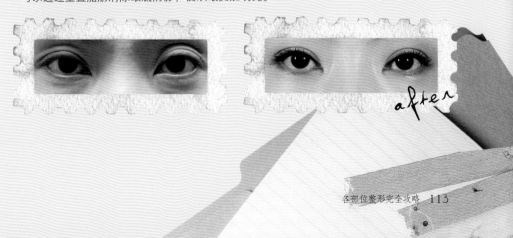

注意事项①

如何提高双眼皮再手术的成功率？

双眼皮手术是施行最多的手术，手术方法先进简单，但也是二次手术最多的部位。为了不受双眼皮手术副作用的困扰，我们首先要了解双眼皮二次手术的几种方法。

重睑过宽的情况：需要将原来的双眼皮固定的部位解开，降低高度后重新固定。根据眼形以及皮肤的状态，有时候也需要做脂肪移植或利用周围组织的附加手术。

双眼皮线模糊的情况：接受埋线法手术的患者往往需要重复做2~3次手术以巩固效果，有些需要改用切开法来修复。为了降低双眼皮线模糊的概率，也可采用单结连续埋线等手术方法。

双眼皮形状、大小不同的情况：第一次手术时两侧设计不一样、去除多余脂肪时两侧不对称、一侧眼睑有下垂现象，这些都会造成双眼皮形状、大小不同。因此，针对不同的成因，可以选择做眼睑下垂矫正术，也可以保留自己较满意的一侧只改善不满意的一侧，或者两边都重新设计并再手术。

双眼皮太窄的情况：眼皮皮肤松弛会使原来令人满意的双眼皮变得越来越窄。如果只是略有松弛，可以重新用埋线法或者切开法，把双眼皮

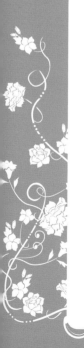

线的高度提高。如果皮肤松弛很严重，就需要用把下垂的皮肤切除一部分的方法再手术。

　　双眼皮线下一直看似发肿的情况：术后很长时间双眼皮看上去还像一直肿着的时候，可以适当切除皮肤和肌肉组织等，将过厚的双眼皮削薄，看上去更自然。

　　手术痕迹过深的情况：手术伤痕明显，或者手术时拉的双眼皮过深，都会使双眼皮看上去极其不自然。这是由于伤口肿胀后导致皮肤松弛或眼轮匝肌切除过多引起的。这时再手术时就需要完全切除包含伤痕组织的皮肤，重新固定后再精致地缝合。

　　眼睛不能自然睁大的情况：使双眼睁开的肌肉先天性较弱或者后天损伤，就会导致眼睛不能睁大。可以施行眼睑下垂矫正术，这种手术能强化眼部肌肉的力量，从而使眼睛睁大，双眼皮也会变得更漂亮。

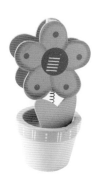

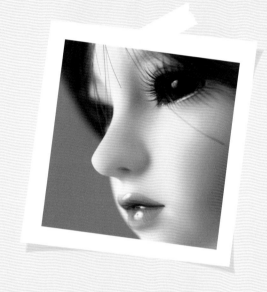

第 2 章
鼻部整形

脸部的均衡美

鼻子位于脸部的中心位置，如果鼻子位置不正，会破坏脸部整体的均衡。有人甚至说，埃及艳后的鼻子如果稍稍矮一点的话，世界的历史很可能为之改变。那么，到底怎样的鼻子才能成为"改变历史的完美鼻子"呢？

首先，额头与鼻部相连处的曲线要自然平滑。男性而言，鼻根到鼻尖应该呈一条直线；女性而言，鼻根到鼻尖应呈一条曲线，鼻尖处微微向上翘起；鼻子的长度为脸部长度的 $\frac{1}{3}$；鼻子的高度应为鼻子长度的 $\frac{3}{5}$；鼻唇角（即鼻小柱与上唇间的夹角）的理想值为95°~105°；从侧面看，鼻小柱（鼻孔之间的小柱）应比鼻孔向前突出1~2mm。那么，要打造完美鼻子到底有哪些手术方法呢？

隆鼻整形

隆鼻是在鼻孔外缘制造一个微型切口，通过植入硅胶、膨体材料等填充物来改变鼻子高度的手术。开放型的隆鼻手术是从鼻小柱靠鼻孔的边缘位置切开，不仅可以垫高鼻子，还可以调整鼻头形状。对于女性来说，鼻尖微微翘起，从侧面看上去比较漂亮。

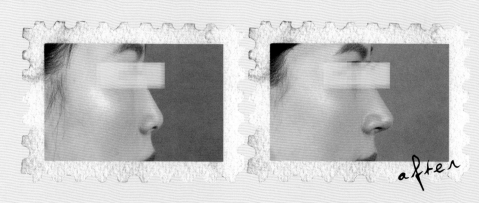

鼻长矫正（过长或过短鼻形矫正）

鼻尖缩短术（驼峰鼻矫正）：需要将鼻尖缩短，并提拉鼻尖翼状软骨。将原本小而脆的鼻翼软骨固定到鼻中隔软骨上，提高鼻翼软骨位置。如果同时截除下垂的部分鼻尖软骨，那么鼻尖就会向上翘，形成娇俏美丽的鼻形。

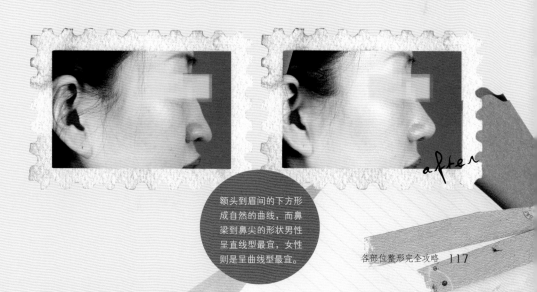

额头到眉间的下方形成自然的曲线，而鼻梁到鼻尖的形状男性呈直线型最宜，女性则是呈曲线型最宜。

鼻小柱延长术（天窗鼻矫正）：在鼻部整形手术中，鼻小柱延长术是最有难度的手术之一。鼻小柱短小往往会伴随着鼻背过低、鼻翼过窄等症状。大部分鼻小柱短小的人是由于自身的软骨支架过短造成的，因此通过将鼻尖的软骨支架下移并固定，同时延长鼻子内部的黏膜组织和皮肤，可以达到延长鼻小柱的效果。

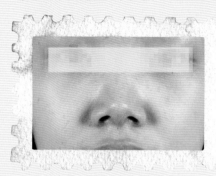 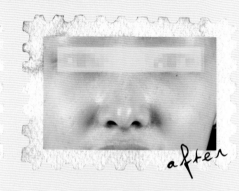

歪鼻矫正

歪鼻不严重的情况几乎不会对生活产生影响，肉眼也不会明显察觉到。如果情况比较严重，则不仅外表上不美观，还会影响鼻子的通气功能，给生活造成诸多不便。这时可采用截骨和鼻中隔矫正术等手术来矫正鼻形。如果是轻微歪斜的情况，只需轻微调整其中一侧的鼻软骨，效果就很明显。

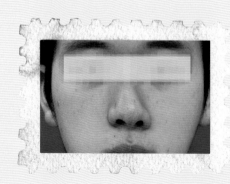 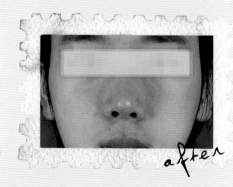

鼻小柱矫正

　　鼻小柱内缩修复术：从侧面看，鼻小柱应比鼻孔向前突出1~2mm，这样看上去才舒服。如果鼻小柱内缩，完全看不到，则需要通过手术使内缩的鼻小柱突出一部分。

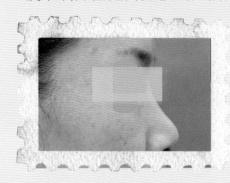 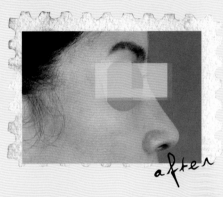

　　鼻小柱突出修复术：和鼻小柱内缩相反，如果鼻小柱过分突出，会显得两个鼻孔间距过大，人看起来很沧桑。这时也需要通过手术将鼻小柱向上提拉一部分。

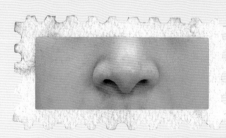 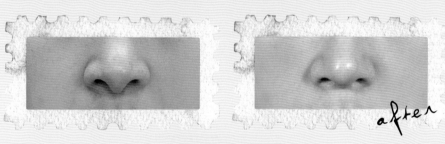

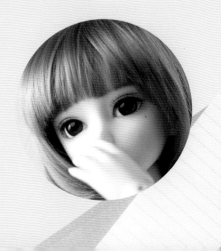

鼻部缩小术

鼻钩鼻矫正：鼻背、鼻软骨、鼻中隔比常人更为发达，好像鹰嘴，所以叫鹰钩鼻。如果不是很严重的情况，简单地磨掉突出的部分鼻骨就可以矫正；如果情况比较严重，则需要把突出的部分鼻骨削掉。

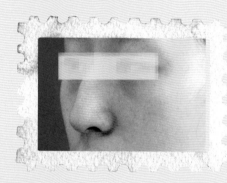
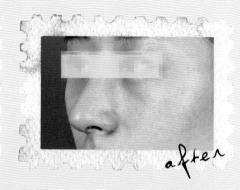

鼻梁缩小术：决定鼻梁宽度的是鼻背和两侧的软骨。如果鼻梁较宽且平的话，可以采用截骨的方式使鼻梁向中间集中，从而使鼻部基骨变窄。

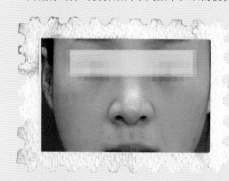
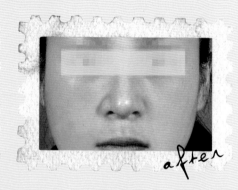

鼻翼矫正：鼻翼肥厚臃肿，鼻头像覆盖了一层脂肪，给人一种愚钝不秀气的感觉。这种情况可以采用将鼻软骨重新塑形的手段，切除多余的脂肪，并用自体软骨或者其他填充材料塑造出挺俏的鼻尖。多数情况都是使用耳软骨或者鼻中隔软骨，这样效果会更自然。

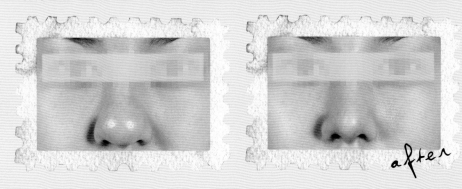

鼻孔矫正

鼻梁较低的人一边鼻孔也会较为扁平，因此矫正鼻梁高度的同时进行鼻孔矫正效果会更好。手术切口在鼻子内部，因此也不用担心留下伤痕。

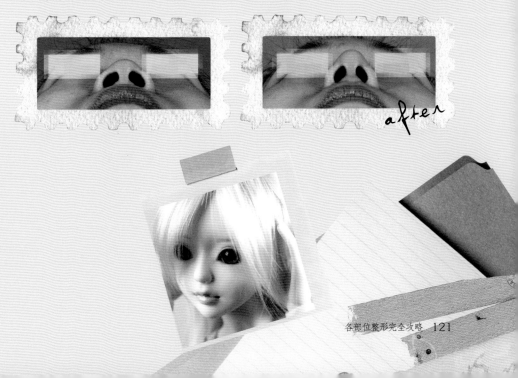

完美鼻形的标准：

　　就男性而言，从鼻根到鼻尖应该呈一条直线；就女性而言，从鼻根到鼻尖应该呈一条曲线，鼻尖处微微向上翘起。鼻子的长度应为面部长度的 $\frac{1}{3}$，鼻子的高度应为鼻子长度的 $\frac{3}{5}$；鼻唇角（即鼻小柱与上唇间的夹角）的理想值为95°～105°；从侧面看，鼻小柱（鼻孔之间的小柱）应比鼻孔向前突出1～2mm，这样才是最理想的鼻形。

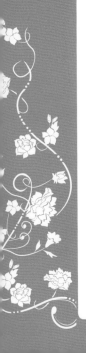

全攻略之
注意事项②

鼻部再手术的成功秘诀

　　鼻子位于脸部的中心位置，影响面部的整体形态，因此鼻部整形的成功与否也会影响人的整体形象。万不得已需要再次手术的话，必须要了解什么时候、什么方法才是最有效果的。

再手术的时机很关键

　　如果鼻部整形手术后出现了问题，需要进行再手术的话，要等原手术部位完全恢复后再进行，一般是6个月左右。但也有越早进行再手术越好的特殊情况，如填充物出现晃动、鼻尖不对称等。经过6个月的修复，鼻尖的软骨组织就会以不对称的形态固定住，这种鼻尖不对称的情况就需要尽快进行再手术。

安全第一

　　鼻部整形手术中，时常发生因对硅胶、膨体材料过敏而产生的问题。因此再手术时，应尽量采用患者本人的股骨、耳骨、肋骨附近的软骨、头皮黏膜组织，手术时可雕刻成所需的大小及形态。自体组织非常安全，不会产生过敏反应。这种自体材料不仅用于再手术，在一般手术中也经常被采用。

第 3 章
脸形矫正

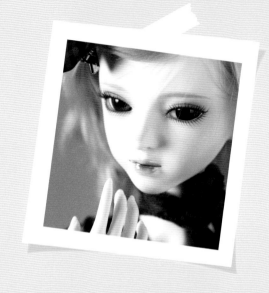

脸形成就美人气场

即使眼睛、鼻子、嘴巴再完美，如果脸形不好看的话，也很难成为大美人。给人以凶相的高颧骨、常被人戏称为"便当盒"的四方脸、看上去俗里俗气的兔子嘴、被称为"马脸"或"鞋拔子"的大长脸，这些都会破坏完美的脸形。天生丽质，有着受人喜欢的鹅蛋脸的人，也许很难理解脸形不够完美的人经常会面临的尴尬。这是因为脸形在很大程度上影响了人的外貌。对于韩国人来说，小巧精致的鹅蛋脸形并不多见，因此脸形矫正也吸引了很多人的关注。

V字脸手术（下颌整形）

　　通过手术将下颌变成V字形，在韩国被称之为"V形手术"。如果是下颌呈"U"字形的人，可以通过"V形手术"将下巴尖变成完美的V字形；如果是下巴从上至下渐渐变窄的脸形，则不需要做"V形手术"，而只需做四方脸矫正术，即可让脸形变得小巧精致。另一方面，如果是颧骨较高的人，如果只做四方脸矫正术而没有矫正颧骨的话，有时候会出现倒三角的脸形。因此，下颌整形需要考虑面部整体的均衡协调美。如果下颌左右不对称的话，还需同时进行前下颌矫正术。如果是轻微不对称的情况，可以采用前下颌矫正术；如果不对称很严重的话，则需采用牙颌面的整形术。

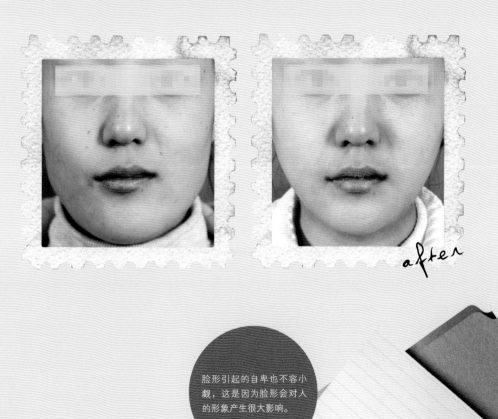

after

脸形引起的自卑也不容小觑，这是因为脸形会对人的形象产生很大影响。

四方脸矫正

通过矫正四方脸，不仅可以使脸部线条变得柔和，而且脸会显得更小，眼睛、鼻子、嘴唇会显得比较清丽，甚至连脖子也会显得比较长。进行四方脸矫正术时，切开嘴角内部，切除颌骨突出的部分，必要时可以同时施行磨骨术，这样做不仅能降低副作用，效果也会更加显著。

手术前可借助电子照片和计算机图像处理系统，预先得知术后效果。如果有两颊不对称的情况，则可以在术前借助此技术精确计算出要削去的颌骨，以取得良好的手术效果。

对于双颊比较丰满的四方脸人群来说，仅仅通过四方脸矫正术是很难达到瘦脸效果的，如果能同时进行脸颊脂肪消除手术的话，效果会更好；对于四方脸不是特别明显的人群，则无须采用削骨术，只要消除两颊的脂肪，就能使脸部线条变柔和。

最近的一项新技术吸引了很多人的眼球。此项技术通过运用一种特殊的镜子，可以直接观测到平时很难触及的部位，提高手术的精确度，同时也能大幅节省时间。该技术的最大优势是可以减少术后脸颊浮肿或皮肤松弛的风险。

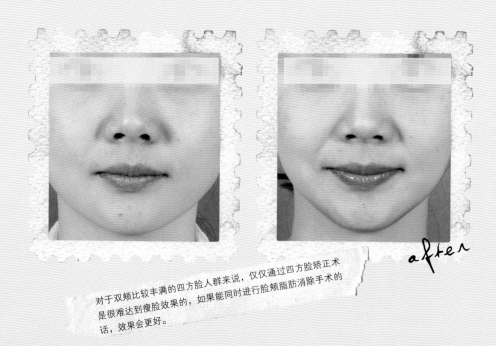

对于双颊比较丰满的四方脸人群来说，仅仅通过四方脸矫正术是很难达到瘦脸效果的，如果能同时进行脸颊脂肪消除手术的话，效果会更好。

高颧骨矫正

　　颧骨突出可以分成以下几个类型：前颧骨突出、侧颧骨突出、后颧骨（侧颧骨的后半部分）突出、混合型颧骨突出。实际上，颧骨处是立体构造，周边有很多相连的骨骼，术前需要很精确地分析才能选择出最适宜的手术方法。借助拍片子和计算机图片处理系统，可以准确地判定哪个部位需要矫正、矫正到哪种程度。尤其韩国人很多是侧颧骨突起、前颧骨过平的脸形，如果只是采用一种手术方法，很难取得理想的效果。

　　针对颧骨的突出程度以及突出方向，对应的手术方法也会有所不同。如果突出比较严重，可以在口腔内进行削骨手术，在口腔内切开3cm左右即可进行手术，利用内视镜可以确保手术的准确和安全，术后几乎没有痛感和副作用。

　　如果是侧后方的颧骨突出而前颧骨过平的情况，则可以在耳后切开1cm左右，进行颧骨矫正手术，这种侧颧骨缩小的手术方法最近越来越受人关注。

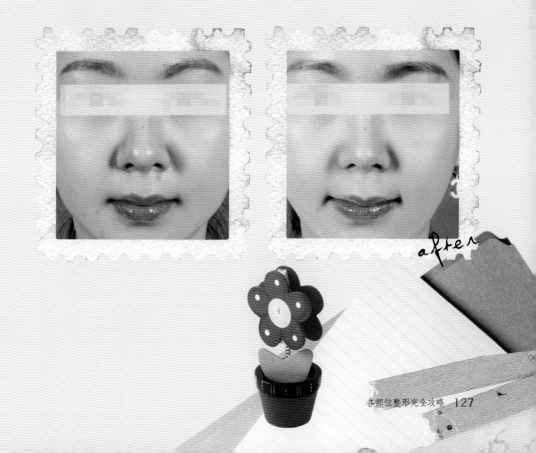

after

双颚前突矫正

　　颚面前突使人看上去很俗气，笑的时候露出牙龈，并且嘴唇不能完全闭合，给人造成很大困扰。

　　颚面突出矫正术分为牙龈突出矫正和双颚手术两种。牙龈突出矫正术是将上面两颗虎牙（犬齿）和下面相对的牙齿拔除，在空的牙床上截骨，并将牙齿和牙龈一起向后移动的手术。双颚手术是指将上下两排牙齿整体后移的手术，该手术不需要拔牙，适用于下巴较长、下颚突出的人群。颚面矫正的难度较大，需要去专业医院进行缜密的检查后再进行，手术过程中可能需要拔牙、镶牙，为了保证上下齿能正常咬合，手术当中就要注意牙齿的矫正。有时候不通过手术，只进行一般的矫正牙齿手术也能达到矫正颚面的效果。但这时牙龈、牙床无法向后移动，因此很难达到完全矫正的效果。

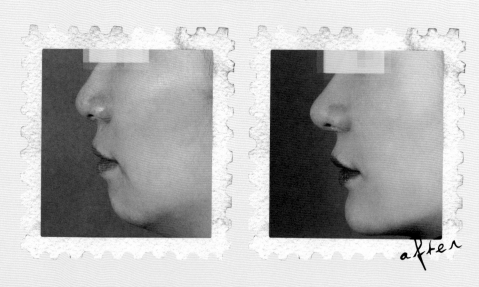

下颌前突矫正

下颌前突被人笑称为"地包天"，这不仅仅是外貌上的问题，还伴随着上下齿咬合力不够、食物难以咀嚼、下巴关节异常突起、说话漏风等多种尴尬的问题。矫正时不仅要对突出的下颌进行手术，对缩进去的上颌也要进行手术。手术会导致上下颌的位置变化，因此术前、术后都需要对牙齿进行矫正，从开始矫正到最后的手术，需要花费相当长的时间。因此此类矫正术需要留够时间，做好充分的准备。

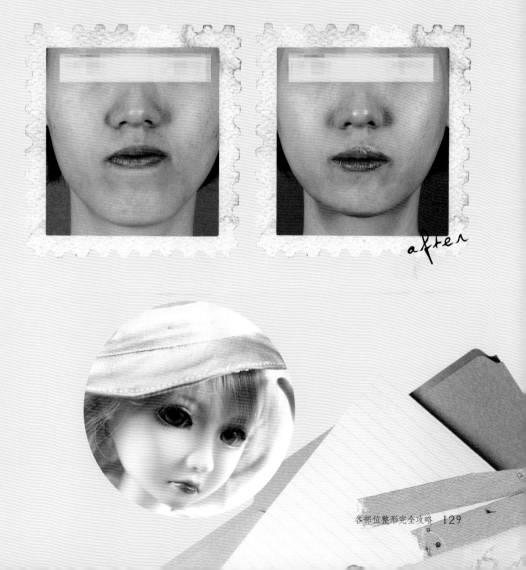

下巴矫正

　　从正面看的时候，下巴并不会太引人注目，但与人交往时难免会露出一部分侧脸，此时，下巴就成了决定个人形象的关键。下巴矫正时一般选用自体组织或填充物。选用自体组织有两种手术方法：将下巴骨截去一部分并向前或向后移动，以达到整形效果的"截骨移动术"；从下腹等部分提取脂肪移植到下巴上的"微纤维脂肪移植术"。

　　"截骨移动术"适用于下巴过短的情况，疗效显著且副作用少；移植填充物的手术采用硅胶、膨体材料等易塑形的物质，因此可以将下巴的曲线修饰得更加完美、自然。

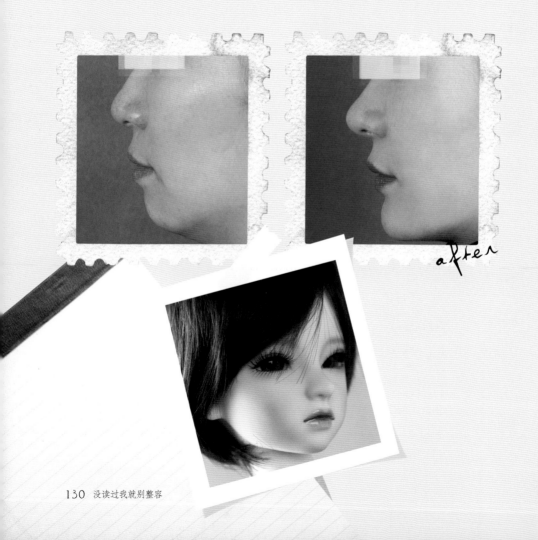

after

全攻略之
注意事项③

通过鼻部和额头手术，塑造完美脸形

鼻子和额头虽不影响脸形，但却是塑造脸形立体感的重要部位。如果说颧骨、颌骨手术能矫正脸部的整体轮廓，那么挺俏的鼻子、面颊和额头则能赋予平凡无奇的脸部立体感，使人看上去更年轻，五官也更抢眼。

通过面部填充术，塑造立体感的轮廓

面部填充术一般是在鼻子旁边注射填充物，因此也被称为"富鼻隆起术"。大多数韩国人脸盘较大，颧骨突出，这样会使脸形看上去不够立体。在鼻子旁边的部位注射填充物或自体脂肪，能使脸庞丰润，看上去更年轻。

通过额头轮廓矫正，塑造饱满额头

额头不够饱满或者抬头纹明显的人，可以采用额头轮廓矫正术塑造出饱满的额头。可以选择移植腹部、大腿部的脂肪，因为不会产生副作用，并且看上去会很自然。使用的是注射专用的针头，不用切开额头的皮肤，所以也不会留下疤痕，这是自体脂肪移植的优点。

另外，如果注射硅胶填充物，效果是永久性的。考虑到额头上的皮肤很易松弛、产生皱纹，因此，硅胶填充物相对自体脂肪移植更有优势。

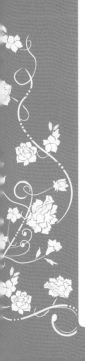

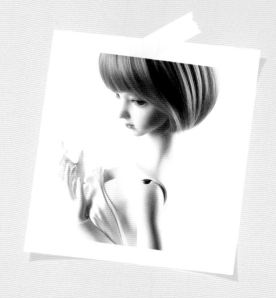

第 4 章
胸部整形

凸显成熟的女性美

可能是因为现在流行曲线美，一到天气稍热的季节，每个女人都为了胸部的大小和形状而煞费苦心。再加上现在大家不仅关注脸蛋，还很关注身材，因而对胸部不满意的女性大有人在。胸部过大的人，有时候就像《咖啡王子1号店》里的女主角一样想把胸部捆起来；而胸部过小的女人则整天期盼着能像打开潘多拉宝盒一样瞬间丰胸。可惜这种方法无论如何是行不通的。如果想要从根本上解决问题，还是需要做整形手术。借助这个手术，不管是在浴池，还是在和男友亲密接触的时候，你都能大方地秀出你美丽的胸部。那么，下面就让我们来了解一下胸部整形吧！

隆胸手术

硅胶假体隆胸术：在乳房下方或腋窝处切口，将假体通过切口置入胸大小肌下间隙。在乳房下方切口的方式在西方使用较广，出现乳房变硬或疼痛等副作用的几率较低。在腋窝处切口的方式避开了乳腺组织，时间长了之后，手术痕迹会被腋窝处的褶皱所覆盖，不用担心伤痕问题，因此是使用最广的方法。硅胶假体是由多层硅胶物质组成的半固体，比普通的填充物更加柔软，隆胸效果也更自然美丽。

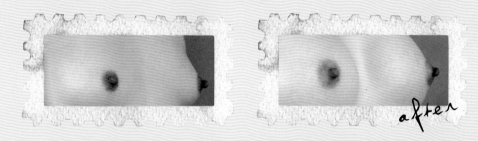

微创内视镜隆胸术：微创隆胸术只需要在腋窝或肚脐处切开一个米粒大小的伤口，在内视镜的监视下实施手术，因此可以很精确地在最恰当的部位注入填充物，术后效果更自然漂亮。因为切口极其微小，出血量也很少，术后产生伤口肿胀等副作用的几率极低。在肚脐处切口置入内视镜的话，切口在肚脐的内侧，因此完全不用担心伤疤的问题。

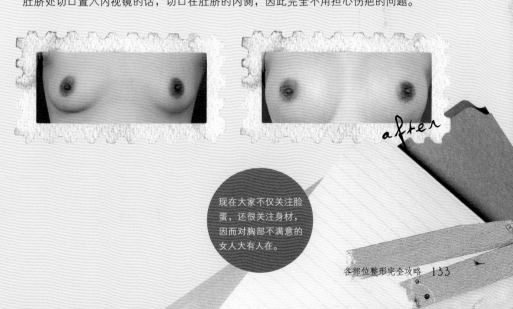

现在大家不仅关注脸蛋，还很关注身材，因而对胸部不满意的女人大有人在。

自体脂肪移植隆胸术：如果不喜欢使用填充物，也可以在腹部、大腿部取用自体脂肪，注射后达到隆胸的效果。自体脂肪隆胸适用于乳房局部矫正，以及假体隆胸术后皮肤变薄的局部修复手术。这种隆胸术最大的优点是手感舒适，形态真实，肌肤细腻，无痛感，术后也不需要进行按摩。缺点则是单次移植的脂肪总量需控制在50~100cc，普通自体脂肪隆胸有可能需要两次，也有极少数状况可能需要三次手术。

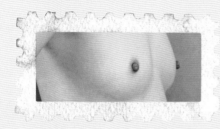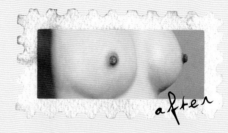

巨乳缩小术

　　乳房过大也会给女性带来诸多的不便。乳房负重过大，会引起腰背酸痛，严重者还会导致脊柱变形。巨乳缩小术首先要缩小乳房的大小，将下垂的乳房向上提拉固定，塑造饱满丰润的外观，其次还不能影响哺乳和触感。在乳房整形术中，巨乳缩小术是难度较大的手术，可能会产生疤痕、丧失哺乳功能等副作用，因此最好找经验丰富的医生进行手术。

　　乳晕切开式缩小术：在乳晕与皮肤交界处切开，手术简单，出血量少，当天就可以出院。并且不会留下伤疤，乳房的形状和功能都不会受到影响，几乎没有副作用。适用于乳房不是特别大的患者，效果显著。

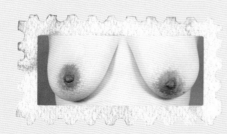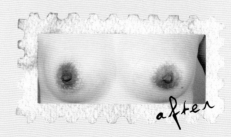

垂直切开式缩小术：从乳头至乳房下部的褶皱处，按照倒"T"字形切开。这种手术会留下疤痕，有时甚至会有产生乳头丧失知觉的危险。但这种手术可以切除大量的乳房组织，达到较理想的塑形效果。

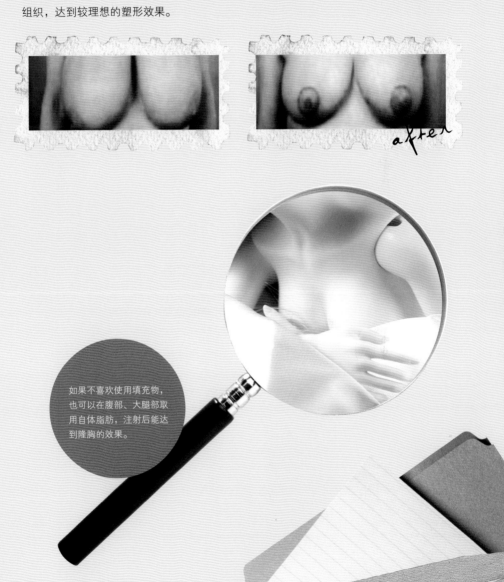

after

如果不喜欢使用填充物，也可以在腹部、大腿部取用自体脂肪，注射后能达到隆胸的效果。

乳头矫正

乳头凹陷矫正：乳头凹陷指的是乳蒂的一部分或者全部向乳房内部凹陷。乳头凹陷会导致哺乳困难、乳房形状不美观、无法通过乳头获得性快感等问题。一种是保留乳腺导管的乳头凹陷矫正，将乳晕切除一部分，通过缝合收紧乳头颈部，达到使乳头突出的效果。还有一种是在乳头和乳晕之间切开，将拉住乳头向内缩的部分经络切除。前者不会影响哺乳，但复发的危险较高；后者没有复发的危险，但容易引发哺乳障碍。

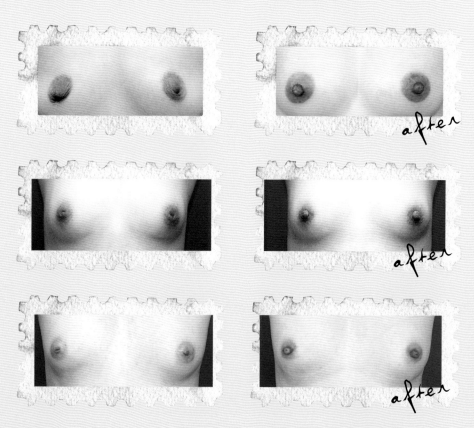

乳头过大矫正：韩国女性的平均乳头直径为1cm左右，乳头过大不仅在穿低胸礼服时不方便，同时与整个乳房不协调，看上去不美观。可以通过手术将乳头变小，手术相对简单，不会留下明显伤疤和副作用。同时进行乳晕漂白的话，乳头的颜色也会变成美丽的粉色。

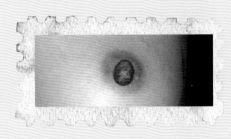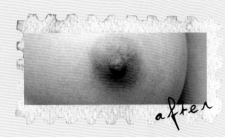

乳房下垂矫正

怀孕、哺乳、老化都会导致乳房失去弹性而下垂。在乳晕与皮肤交界处切开，将乳头上提固定在理想的位置，同时将乳房两侧下垂松懈的乳房组织及皮肤上提，以获得正常的乳房外观。如果同时施行隆胸手术，则可以塑造更为丰满圆润的乳房形状。

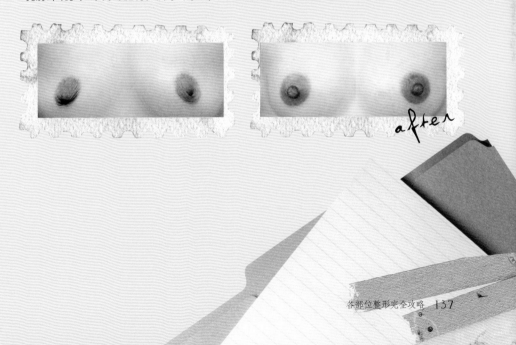

完美胸部的标准：

形状挺拔，丰满、匀称、柔韧而富有弹性；乳房位置较高，在第二至第六肋间，乳头位于第四肋间；两乳头的间隔大于20cm，乳房基底面直径为10~12cm，乳轴（由基底面到乳头的高度）为5~6cm。

全攻略之
注意事项④

术后可能产生的问题

乳房手术后如果出现副作用，或者遇到对手术效果不满意的情况，必须要找比原医院更有经验、实力更强的医院就诊。

乳房变硬

术后假体周围形成包膜，包膜组织对假体进行强力积压，使乳房变硬，这种现象被称为"包膜挛缩"。术后有3%~10%的患者会出现"包膜挛缩"现象，情况严重者，可能需要开刀将包膜及假体切除。

假体体积变小

过度挤压或材料日久老化，假体可能出现泄漏的现象。术后10年以上的假体出现泄漏的概率大约在5%~7%，情况严重的患者，需要更换新的假体。

乳房大小和形状不满意

如果隆胸后乳房过大，与自己的体格不相称，或大小、形状与自己的预想不一致时，也需要进行手术。假体位置太高或太低、两边高低不一也是个大问题。这种情况就需按照乳房的形状、大小进行精密的再手术。

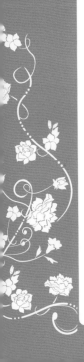

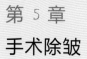

第 5 章
手术除皱

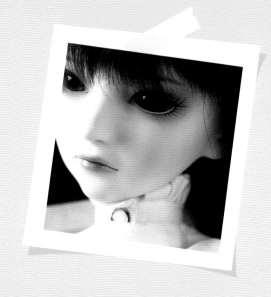

抚平岁月痕迹，成就"不老容颜"的捷径

现如今，人们越来越关心自己的容貌是否年轻。我们周围有很多看上去比实际年龄年轻很多的"不老容颜"，有些40多岁的家庭主妇，儿子都已经长大成人，但看上去就像20出头的小姑娘；还有些已经当上奶奶的人，年轻得简直让人不知道该喊阿姨还是该喊奶奶。拥有比实际年龄小很多的"不老容颜"，首要的条件是没有皱纹、弹力十足的皮肤。虽说早早地预防皱纹、护理皮肤是最重要的，但对于已经产生老化痕迹的皮肤，只能通过注射或手术等手段来解决。微笑的时候出现在眼角的鱼尾纹、嘴边的嘴角纹……每种皱纹都有相应的解决方案。

眼角皱纹

　　微笑的时候每每出现在眼角的鱼尾纹，解决它的最有效方法是注射肉毒杆菌。注射了肉毒杆菌的部位，肌肉会被固化并缩小，使皱纹变平。这种方法对于表情纹和横向的皱纹都很有效，因此不仅可以作用于鱼尾纹，对于额头纹、眉间纹、鼻梁纹、颈部纹、嘴角纹等也很有效。

　　上眼睑整形术：老化引起的眼皮松弛下垂，严重者眼睑会盖住眼球。上眼睑整形术可以同时解决视野缩小和外形上的问题。对于单眼皮的人，可以将上眼睑松弛的皮肤和多余的脂肪、肌肉切除，并造出双眼皮线以固定住上眼睑的皮肤。若已经是双眼皮的人，则可以维持原有的双眼皮形状，只切除松弛的皮肤，也能达到矫正上眼睑的效果。

　　下眼睑整形术：随着皮肤的老化，下方的眼皮（即下眼睑）也会变得松弛，肌肉力量变弱，脂肪也变得松垮垮的，这种情况不仅使人看上去像病体缠身或者疲倦至极，还很容易泄露你的年龄。随着年龄的进一步增长，连脂肪也会变得松弛，因此早期的矫正会更有成效。手术时，在下眼睑的正下方切开一个小口，拉紧松弛的皮肤和肌肉，再切除多余的部分。如果皮肤还未松弛，只需要导出部分多余的脂肪，可以从靠近角膜的一侧汲取多余的脂肪，使之重新排列。

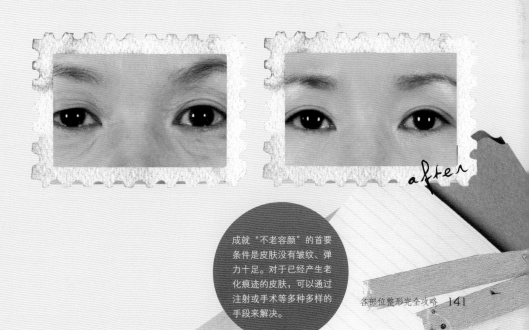

成就"不老容颜"的首要条件是皮肤没有皱纹、弹力十足。对于已经产生老化痕迹的皮肤，可以通过注射或手术等多种多样的手段来解决。

嘴角纹（八字纹）

深深印刻在嘴边的八字纹可以通过填充手术的方式来解决。这种填充手术可以有效抚平皱纹，使深陷下去的部位重新变得饱满。并且，皱纹部位注射的填充物自身会吸收周边的水分而变得饱满，抚平皱纹的同时，看上去也相当自然。也就是说，填充手术可以有效抚平皱纹，使皮肤变得饱满，同时也很安全。

最近很流行一种填充手术——使用自体血液分离物的PRP手术。PRP是指在患者自体的血液中提取、浓缩各种生长因子，将其制成注射剂来使用，对于伤口恢复、皮肤再生、色素沉淀等方面有显著疗效，是一种新概念的抗老化剂。只需一次手术，效果相当惊人，而且因为使用的是自体血液，完全不用担心副作用的问题。

自体脂肪移植也是一种有效的手术方式。从患者本人的腹部、大腿部抽取脂肪，筛取脂肪微粒并浓缩成注射剂，也可以使凹陷的部位变得饱满，皱纹变得平滑。因为使用的完全是自体脂肪，也是相当安全的一种手术。脂肪移植时有一小部分会被吸收，因此2~3次的手术能确保脂肪的附着率，取得永久性的效果。

除此之外，还可以在凹陷的嘴角纹或者颧骨处注射硅胶等填充物，使皮肤变得饱满，这种效果是永久性的。

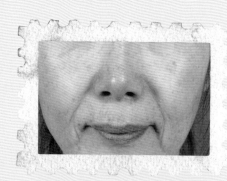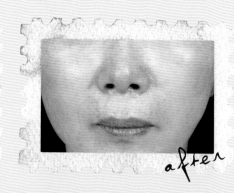

额头纹和眉间纹

额头上的横纹、眉间的竖纹被认为是老化的象征。额头纹和眉间纹使人看上去比实际年龄大，也影响美观，而这些是可以通过眉毛、额头的提拉手术来解决的。最近使用最多的手术方法是安多泰提拉固定系统（Endotine，俗称"美国五爪钩"）。这种手术需要在头皮上制作一个小切口，使用内视镜准确置入一种可以被人体吸收的提拉固定器，没有红肿或伤疤，恢复起来很快，效果也很显著。注射肉毒杆菌和填充物质也可以改善额头纹和眉间纹，使用也很广泛。

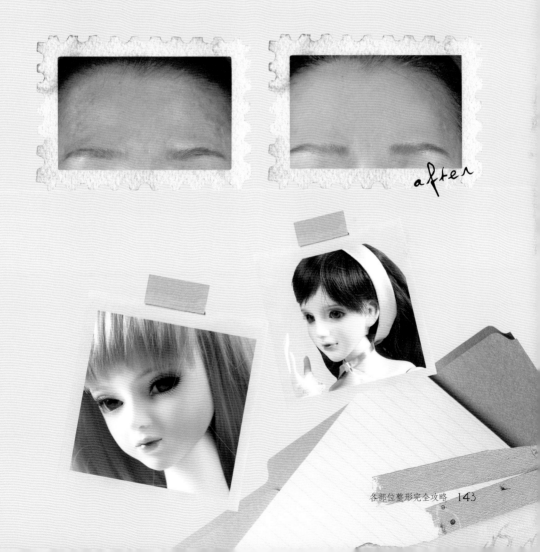

全脸皱纹

　　如果全脸皱纹都较深，皮肤也比较松弛的话，建议采用脸部提拉术。手术是从头顶发根处至两耳根部切开，将松弛的皮肤和脂肪组织拉紧，然后切除多余的部分。手术伤口隐蔽，恢复后的伤疤几不可见。这种手术将松弛的皮肤整体提拉，不仅可以抚平嘴角纹、眼底纹等脸部的皱纹，就连颈部的皱纹也可以一并改善。

　　这种手术的适用年龄很广，从30多岁到70多岁都可以使用，效果也相当持久，因为切开处包括了耳后的皮肤，因此也能抚平颈部的褶皱纹路。

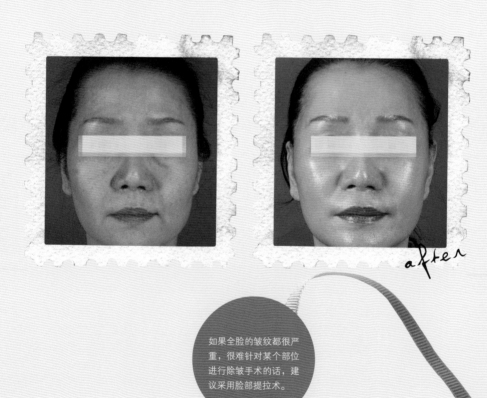

after

如果全脸的皱纹都很严重，很难针对某个部位进行除皱手术的话，建议采用脸部提拉术。

注意事项⑤

没有手术刀，照样能取得手术式的效果——魔力提拉术

切开皮肤表层，将与皱纹相关的皮肤、脂肪组织等拉紧，是以前常用的除皱方法。现在即使不动手术刀，也可以将皱纹抚平，这种手法被称为魔力提拉术。在皮肤里植入一种特殊的线——Aptos，只要将Aptos拉紧，就可以使皮肤以及皮肤内部的脂肪组织等一起拉紧，起到提升的效果，不仅可以抚平皱纹，还可以使皮肤变得更平滑、有弹性，脸也会显得更小。

手术效果当时就能显现出来。如果脸部皮肤松弛并不严重，只需要抚平嘴角纹、八字纹等局部皱纹，建议采取这种手术。

一次性解决额头纹和下垂的眼睑——安多泰固定提拉术（Endotine）

安多泰固定提拉术是一种安全有效的手术方法，可以对付皱纹和皮肤老化，并且能一次性解决额头纹和眼睑下垂的问题。安多泰是一种可以被人体吸收的物质，将松弛的皮肤组织拉紧并在一定的时间段内维持张力。一年以内可以被人体完全吸收，因此不会产生异物感。

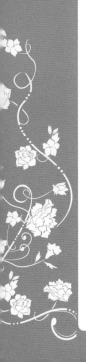

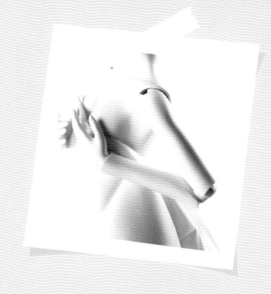

第 6 章
腹部整形

消灭腹部赘肉，变身弹力美人

夏季穿着漂亮的比基尼，漫步在户外游泳馆或沙滩边，这对于腹部有赘肉的人们来说，简直就是天方夜谭。但是腹部赘肉的问题不是不穿泳装就能解决的，即便只想通过服饰来遮掩腹部层层叠叠的赘肉，实际上也很难。腹部的赘肉不仅仅是外貌上的问题，还会诱发各种成人病，绝对不能听之任之。如果你不是孕妇，却有着"D"字形的体型，那么现在就开始行动，减掉腹部的赘肉吧！

腹部吸脂

随着年龄的增长，男性的上腹部和肚脐的周边极易堆积脂肪，女性则是下腹部和臀部易堆积脂肪。腹部减肥不像想象中的那么简单，就好比内脏器官的脂肪需要用食疗的方法来去除，腹部皮下的脂肪则需要用吸脂的方法才能有效去除。

吸脂手术指的是用吸脂器将皮下的深层脂肪和浅层脂肪吸出来，可以在短时间内将特定部位的脂肪减少，优点是可以根据患者的要求即刻变苗条。特别是腹部，吸脂手术的效果最佳。腹部吸脂的时候，如果连同臀部、侧腰、大腿等周边部位一起做，就能打造出很完美的身体线条。

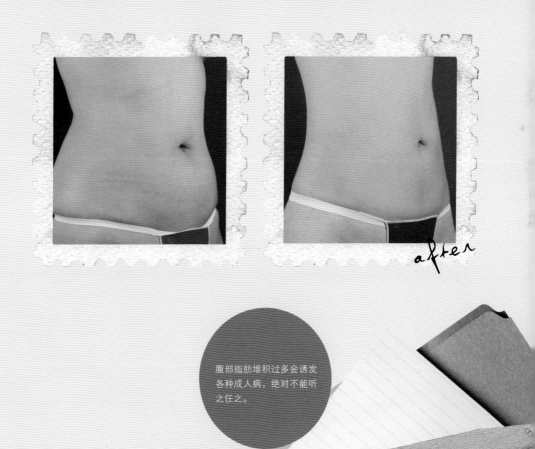

after

腹部脂肪堆积过多会诱发各种成人病，绝对不能听之任之。

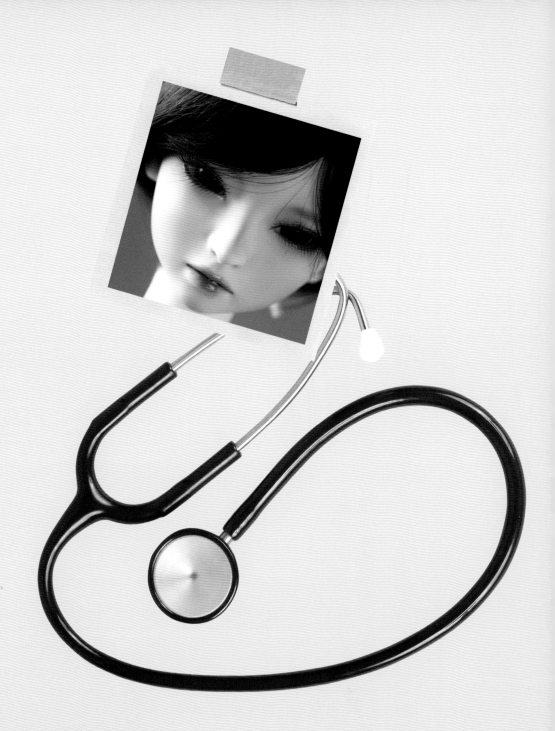

全攻略之
注意事项⑥

吸脂术后调理的重要性

吸脂手术后皮肤弹性大幅下降，术后2~3个月内，一定要坚持穿紧身的塑形衣。并且，为了更快地恢复及取得最理想的效果，最好配合食疗、适量的运动、超声波疗法等多种手段进行术后调理。

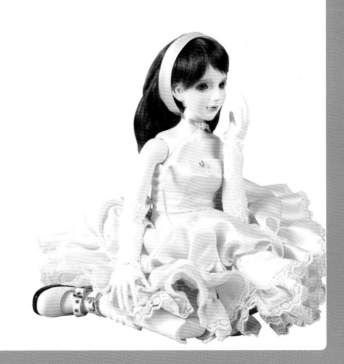

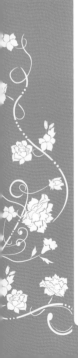

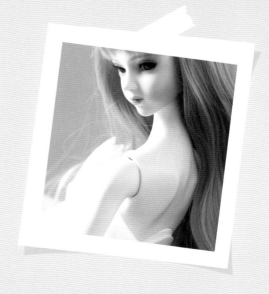

第 7 章
手臂、背部整形

打造完美的上身线条，从大妈体型中超脱出来

　　日常生活中经常能深刻体会到年龄增长带来的无奈，这也包括突然发现20多岁时穿过的衣服如今穿着都不合适的时候。因为周身都有赘肉，无袖的或者紧身一点的上衣让人望而却步。举起胳膊看看手臂下面的"拜拜肉"，明白了问题的主因就在于手臂和背部的赘肉。人一旦开始发胖，周身都会长赘肉，会变得很臃肿，完完全全成了"大妈体型"。实际上，就连瘦人也免不了要受手臂和背部赘肉的困扰。没有发胖的人，随着年龄的增长，皮肤越来越没有弹性，手臂下的肉也会下垂，背部也在不知不觉间长了赘肉，变得越来越臃肿。只有解决了大妈体型的两大成因——手臂和背部的赘肉，才能塑造完美的上身线条。

手臂吸脂

手臂的赘肉是由手臂根部、腋窝处的脂肪堆积而形成的。因为手臂紧挨着乳房外侧而受到挤压，赘肉往往在大臂上突出。手臂赘肉会使肩部的线条变得过厚，使人看上去显得块头很大。将手臂伸直，对下垂的部位进行吸脂手术，可以消灭"拜拜肉"。这种手术的方法是在手肘和腋窝周围各制作一个小小的创面，细致地将多余的脂肪吸出，就可以塑造出自然纤瘦的手臂了。

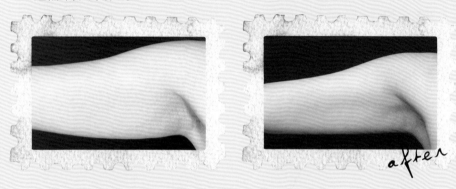

after

背部吸脂

背部不容易堆积脂肪，但一旦有了赘肉，要减下来也是很难的。要减掉背部的赘肉，吸脂手术是很有成效的。但由于背部的纤维组织多，脂肪附着得也很牢固，需要找技术熟练的医生才行。术后恢复很快，而且即使吸出了很少量的脂肪，效果也是立竿见影的。如果背部和侧腰的吸脂手术一起做的话，就能塑造出完美的S形背部线条了。

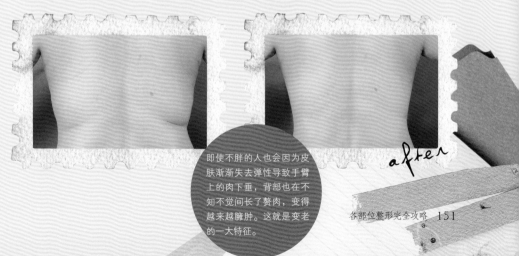

after

即使不胖的人也会因为皮肤渐渐失去弹性导致手臂上的肉下垂，背部也在不知不觉间长了赘肉，变得越来越臃肿。这就是变老的一大特征。

全攻略之
注意事项⑦

脸部、颈部

脸部和颈部的连接部位也很容易堆积脂肪，如果进行吸脂手术，可以美化颈部线条，就连脸部线条也会变得更完美。除此之外，脸颊、下颌、颧骨处也可以进行吸脂手术。

臀部

东方人的臀部大多较宽大，随着年龄的增长，臀部和大腿的连接处、臀部的侧面，这些部位很容易堆积脂肪。将过于臃肿部位的脂肪吸出，注入需要补充脂肪的部位，不仅可以瘦臀，还可以塑造出挺翘的臀部线条。

大腿

大腿脂肪堆积的情况下依靠食疗、运动等方法减肥，即使其他部位都已经减下去了，大腿部位还是无济于事。在臀部下侧的褶皱处制作一个创面，吸出多余的脂肪，并将大腿至膝盖处的脂肪均匀吸出，才能取得理想的瘦腿效果。术后3个月内坚持穿弹力较高的塑形衣，对于塑造苗条的

腿部线条大有裨益。

小腿、脚踝

粗壮的小腿和脚踝是女性们心中永远的痛。如果是脂肪过多造成的，简单地通过吸脂手术就能解决；而如果是肌肉过于发达或者是脂肪过多和肌肉发达双重原因造成的，则需要吸脂手术和减少小腿肌肉手术一起施行，才能取得良好的效果。

腹部、侧腰

即使是极苗条的人，也会担心腹部和侧腰的赘肉。长时间坐着，或者职业需要不能经常活动的人，腹部和侧腰很容易长出赘肉。以肚脐眼为中心，在上腹、下腹、侧腰部位进行吸脂手术，就能塑造出如刀刻般完美的S形线条。但是产后或者老化引起的腹部松弛，光靠吸脂手术是很难解决的，如果同时施行腹部提拉的手术，则更能见效。

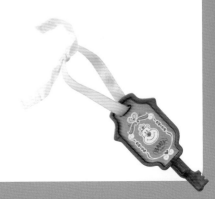

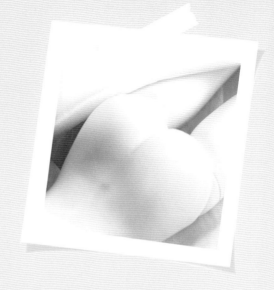

第 8 章
臀部整形

塑造丰满挺翘的性感美臀

最近非常流行铅笔裤，为了穿出铅笔裤的风采，又长又直的腿部线条当然是基本条件，同时还要有丰满挺翘的性感臀部才行。东方人一直带着所谓"屁股大好生孩子"的传统观念，但在我们韩国，拥有丰满圆润、弹力十足的臀部的女性还真是少之又少。不仅如此，随着年龄的增长，仅有的那么一点弹力也会越来越少，再加上赘肉的侵扰，女性们的臀部会越来越没有看头。如果再加上运动不足、长久保持坐姿等生活习惯的因素，则臀部形状会变形得更加严重。臀部的赘肉很难消除，因此想拥有令人垂涎的性感美臀，臀部整形手术成了最具诱惑力的方法。

"香蕉肉"切除手术

臀部下方因松弛而折叠在一起的部分，被称为"香蕉肉"，这可以通过吸脂手术来解决。如果不想只简单地解决"香蕉肉"的问题，而是希望整个臀部变得更紧实，只需将吸出的脂肪注入臀部上方脂肪不足的部位，就可以起到一石二鸟的作用。

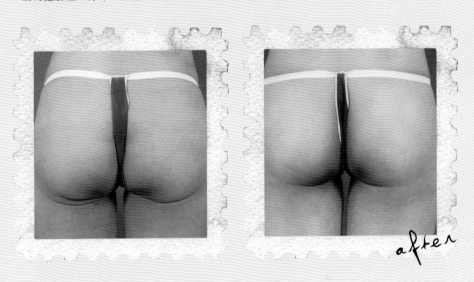

Hip-up臀部提升手术

Hip-up手术能将平平的臀部改造成丰满的S形臀部，对于臀部平平、对自己的背影没有自信的人，这种手术很值得考虑。这种手术是在臀部置入椭圆形的填充物，让臀部变得丰满，效果也很自然。臀部变丰满以后，会显得腿更长，而且不管穿什么衣服都会很好看，如果与大腿吸脂手术一起施行的话，效果更佳。

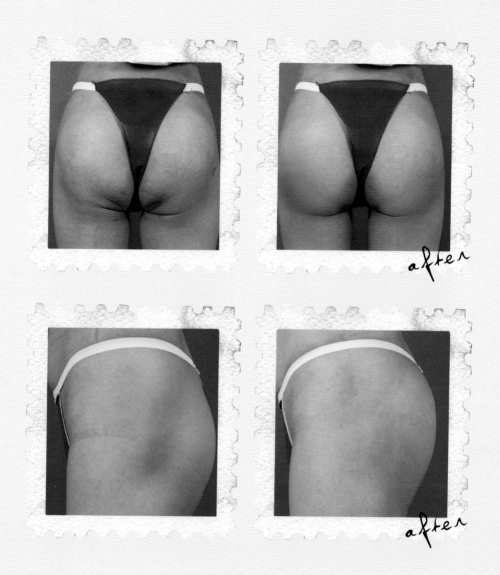

after

after

全攻略之
注意事项⑧

Hip-up详细资料

住院及手术时间：

假设手术时间是1个小时，那么住院时间在1~2天。

痛感及伤口：

术后1~2天可以出院，第一周需要静养，但不需要总是卧床，站立或者行走都是没有问题的。4~5天后可以开始散步。只有一点需要注意的：术后7~10天睡觉时最好趴着或是侧卧。10天后可以开始日常生活，注意不要太过劳累。2个月后几乎所有的运动都可以正常进行，行动也不会再有任何限制。

注意事项：

如果在臀部进行肌肉注射，注射液会进入填充物中，对人体不会产生效果。如果需要药物注射时，要在手臂肌肉或者静脉处注射。

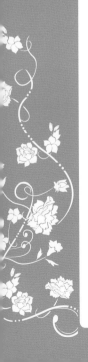

第 9 章
腿部整形

打造完美的腿部线条

很想穿上裙子，充分展现出女性的柔美，但是碍于粗壮的小腿，无奈之下只能选择裤子。腿粗的女孩子大都有这样的烦恼。为了摆脱萝卜腿的"耻辱"，有些人尝试过用啤酒瓶按摩小腿，或者躺着把腿搭在墙壁上；还有些心急的，甚至用擀面杖重重地碾小腿。但是不管怎样，让萝卜腿变得纤细可并不是件容易的事情。有很多女孩子肚子上没有赘肉，腰身也很苗条，但就是腿粗，实在是很可惜。腿部线条也是构成女性魅力的一大要素，因为腿粗而烦恼不已的女孩子比比皆是，那么，让她们重新找回自信的妙方到底在哪里？

小腿肌肉缩小术

　　传统的小腿缩小术，有小腿吸脂术和小腿肌肉切除术。小腿吸脂的效果不明显，且腿部的皮肤容易变得松弛；而切除小腿肌肉的手术出血过多，恢复期很长。因此，最近兴起了一种能取代传统手法的新技术——在腘窝（膝关节后方皮肤褶皱处）处制作一个创口，切断支配腓肠肌的神经，使腓肠肌停止活动，从而达到缩小肌肉的效果。这种手术对于小腿处有一个核形突起的患者十分适用。手术当天就可以出院，对于日常生活没有任何影响。术后1个月左右小腿内部肌肉开始缩小，3~6个月后就可以打造出完美腿形。

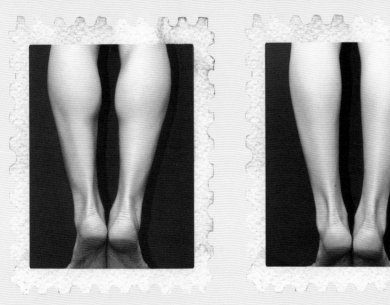

after

高频小腿肌肉缩小术

如果说上述的小腿肌肉缩小术采用的是切开式的手法，那么高频小腿肌肉缩小术就是不动手术刀，只用高频振动达到缩小肌肉效果的手法。

高频小腿肌肉缩小术会使腿部内、外两侧的肌肉缩小，对于小腿整体都较粗壮的患者效果尤佳。术后腿围能缩小4~6cm，当然根据肌肉厚度的不同，效果也会有所差异。手术采用特殊的针，针眼通过肉眼几乎看不到，所以不会有疤痕、出血、皮肤红肿等现象，完全不会影响日常生活。手术一次性完成，1个月后开始见效，6个月就可完全达到预期效果。

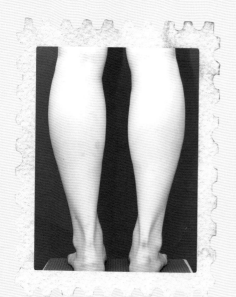

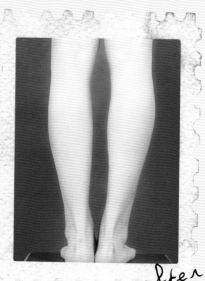

after

高频小腿肌肉缩小术会使腿部内、外两侧的肌肉缩小，对于小腿整体都较粗壮的患者效果尤佳。

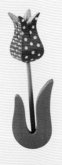
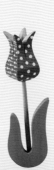

全攻略之
注意事项⑨

小腿整形后的注意事项

出院：

小腿肌肉缩小术后只需静养2~3小时，当天即可出院；高频小腿肌肉缩小术则可以在术后直接出院。两种手术出院后都不影响日常生活。

运动：

除高强度的运动外，步行、小跑等日常运动均不会受到任何影响。但是，一个月内一定要禁止高强度的运动。

沐浴：

术后的24小时内，可以避开缝线的伤口进行淋浴，1周后可以盆浴。

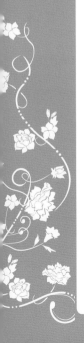
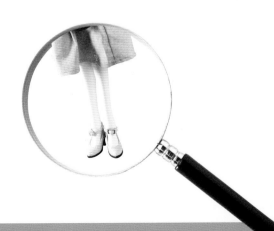

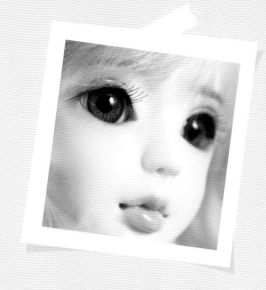

第 10 章

唇部整形

打造不输给安吉丽娜·朱莉的性感嘴唇

实际上，即使是不喜欢化浓妆的人，也经常抹口红或唇彩。有些人甚至喜欢素颜的时候抹上红色的口红，刻意凸显一种低调的奢华。嘴唇较之人体的其他部位，更能体现女性的魅力。20世纪70年代性感女星的代表人物——玛丽莲·梦露、当今的性感女星——安吉丽娜·朱莉，说起这两位，人们首先想到的便是其性感的红唇。女性魅力中很关键的一项便是完美的嘴唇，不能太厚，也不能太薄，一定要饱满而有型，现在就来挑战一下吧！

唇部增厚

　　嘴唇如果过薄，会给人冷漠的感觉。虽然通过化妆的手法可以扩大唇线，但看上去会不自然，而且人也不可能一天24小时都带妆，因此需要寻求一种能从根本上解决问题的对策——丰唇手术。在唇部注入填充物，很简单就能使唇部变得饱满，或者从腹部、臀部抽取脂肪注入唇部，这也不失为一种好方法。如果嘴唇厚度适中，但需要在细节上改善，就可以选择在不同的部位注入填充物或脂肪，通过细微的变化打造出完美唇形。还有一种方法就是在口腔内部制造创面，使唇部饱满。

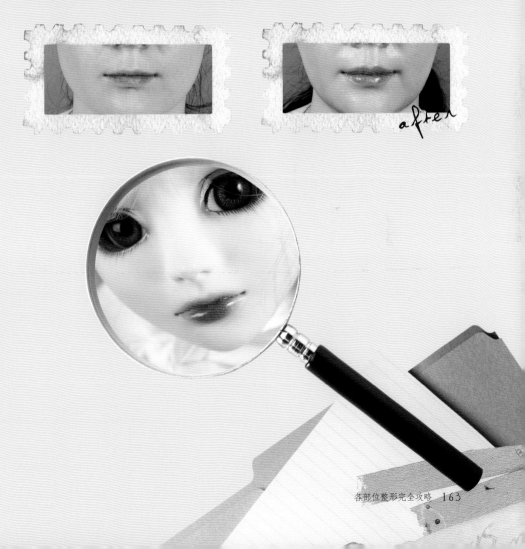

after

唇部缩小

厚嘴唇容易给人乏味、俗气的印象。如果上、下唇之间比唇色稍浅的部分露出较多，整个嘴唇看上去就会太厚。这种情况下最有效的方法就是唇部缩小术。将嘴唇内侧的黏膜组织切除一部分，就能缩小嘴唇。因为是在口腔内部进行手术，所以不用担心疤痕问题。

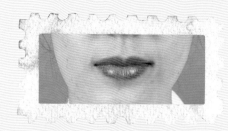
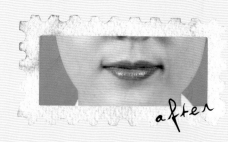

after

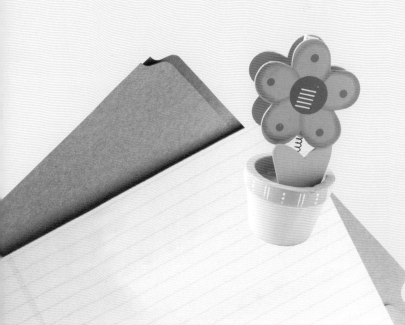

全攻略之
注意事项⑩

什么样的嘴唇最性感？

男性欣赏的唇形是下唇比上唇稍厚，唇部轮廓要饱满而有型。嘴唇的宽度以两眼球的中间，即两瞳孔之间的具体宽度为标准，这样的宽度最为理想。

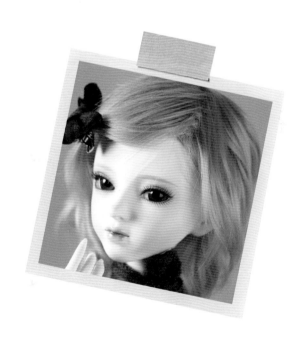

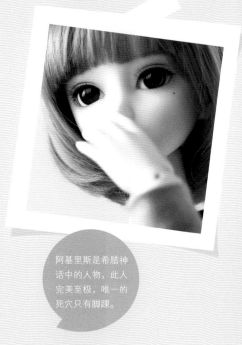

第 11 章
酒窝、肚脐、锁骨、耳垂整形

完美的极致，没有"阿基里斯之踵"

整形的部位不是只限于五官、皮肤等，有些人因为耳朵、肚脐等部位面临诸多尴尬，也有些人希望每个细节都更完美一点。肚脐环流行的季节里，很多人都很热衷于肚脐整形；还有些人很羡慕艺人们穿开领上衣时露出的精致锁骨，锁骨整形也成为一股风潮。不仅如此，就连微笑时绽放的酒窝和总是被头发遮住的耳垂也不能疏忽，有时候这些小部位也会成为烦恼的根源。那么，现在就尝试一下将自己打造得更完美，在某个微笑或回眸的瞬间，绽放你独特的女性魅力。

酒窝塑形

　　微笑的时候脸颊上绽放两颗酒窝，会给人可爱的印象。酒窝塑形手术的关键在于确定酒窝的位置。一般来说，沿着唇部向上的斜线和沿瞳孔向下的直线相交的点就是塑造酒窝最恰当的位置。但是，每个人的情况都有所差异，不能一概而论，因此手术一定要找经验丰富的医师，并进行充分的术前沟通。手术时采取局部麻醉，在口腔内部制造创口，并切除部分组织即可塑造出酒窝。术后的一段时间宜进食较软的食物，并忌烟酒辛辣。

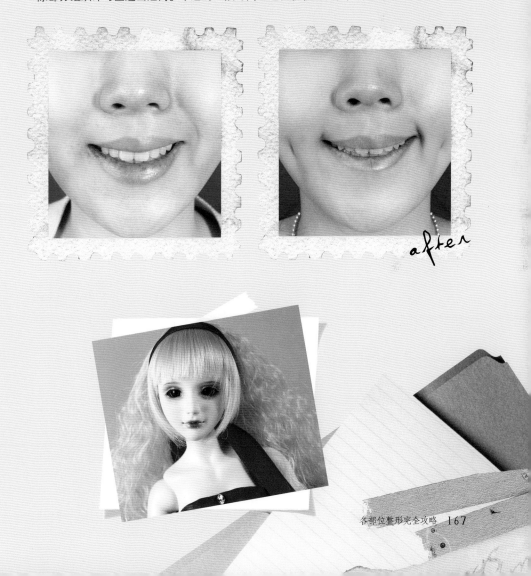

after

肚脐整形

最近很流行露脐装，因此很多女性开始关注肚脐整形。理想的肚脐形状是从上至下呈椭圆形的凹陷，而每位患者的肚脐形状都不一样，如果没有采用最恰当的手术方法，就会出现术后没有任何效果的无奈局面。因此，肚脐整形需要找经验丰富的医师。手术时采取局部麻醉，手术在肚脐内部进行，因此不会留下伤疤。有些人的肚脐向外突出，被人戏称为猪肚脐或甜瓜肚脐，也因此遭遇诸多尴尬，这种情况只需将肚脐内部多余的皮肤或脂肪组织切除，就能塑造出漂亮的肚脐形状。

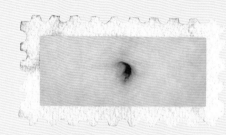 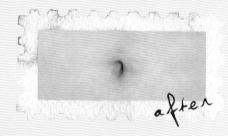

锁骨整形

锁骨是女性展现性感和柔美的一个重要部位。最近穿着开领的衣服，露出精致锁骨的美女明星们常常成为人们羡慕的对象。而实际上对于胖人来说，别说是露锁骨，就连锁骨在哪里估计都很难找到。为了塑造精致的锁骨，可以用吸脂手术将锁骨周边多余的脂肪去除。这样一来，精致美丽的锁骨自然而然就会呈现出来。

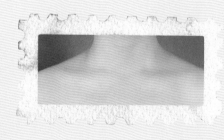 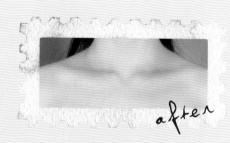

耳垂整形

在传统观念里，人们认为耳垂薄的人没有福气，因此对刀耳（耳垂很薄的耳朵）大都不太喜欢。正因如此，越来越多的人希望用手术的方法让薄耳垂变得饱满厚实。在耳垂处注入填充物，或者在耳垂前后两面都制造一个小创面，将耳垂上的肉向上提拉，这两种方法都能让耳垂变厚实。但如果耳垂过长或过厚，看上去也不太舒服，此时可以将过长的耳垂或软骨切除，使耳垂变得更精致。

此外，耳朵畸形也需要通过耳部整形矫正。可以移植其他部位的脂肪或真皮，来重塑耳垂。

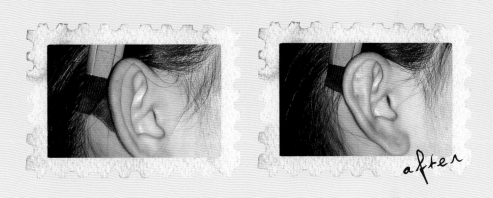

全攻略之
注意事项⑪

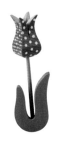

耳部整形小常识

招风耳

招风耳又被称为"驴耳朵"，从正面看的话能发现耳朵向两侧突出较严重。这是因为耳后的褶皱少，导致了耳朵向外突出。可以在耳朵表面制造一个创口，调整软骨的形状，如有需要也可以注入填充物帮助耳朵重新塑形。

背风耳

和向外突出的招风耳相反，背风耳向后背得太厉害，从正面看的话几乎看不到耳朵。特别严重的情况，会导致耳朵功能性障碍，听力比常人弱。和招风耳的矫正一样，可以在耳朵表面制造一个创口，调整软骨的形状，如有需要可以移植真皮帮助耳朵重新塑形。

尖耳朵

耳朵上部尖的人，常被人戏称为外星人，也有人说是魔鬼的耳朵。可以将耳洞周边的软骨和皮肤向上提拉，或者切除耳朵上部的褶皱，这两种方法都可以矫正尖耳朵。

折叠耳

　　折叠耳指的是耳朵的上部像小狗一样向下耷拉着。可以在耳朵表面制造一个创口，调整软骨的形状，如有需要也可以注入填充物帮助耳朵重新塑形。

耳郭长宽适中，弧形优美；耳垂形态饱满；另外，整个耳朵的大小还要和脸形大小、长短相适应，才算完美的耳朵。

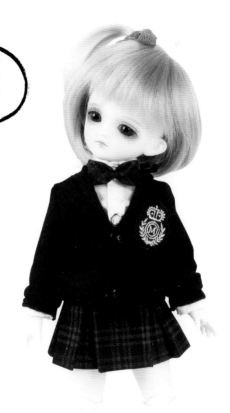

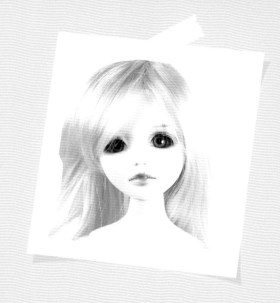

第 12 章
注射整形

不留任何伤痕的绝妙技术

即使对整形十分热衷的人，想到要在脸上动刀，而且要忍受伤口恢复的痛苦过程，也不由得会胆怯三分。正因如此，最近注射整形深受人们的欢迎。通过简单的注射治疗，不仅能解决皮肤问题，甚至能同时矫正脸形，这就是注射整形吸引众人关注的原因。注射整形十分便捷，一顿午饭的时间就能完成，甚至由此掀起了"饭点整形"的风潮。术后不会对日常生活造成任何影响，因此也不会有整形后不得不戴着圣诞老人的面具和帽子上街的尴尬。注射整形不用手术刀，整形方法也多种多样，肉毒杆菌、填充物、自体脂肪移植等。先通过注射体验一下整形的效果，也不失为一个好方法。

肉毒杆菌

四方脸矫正：注射肉毒杆菌可以抑制肌肉的活性，引起肌肉麻痹僵化，进而引发特定部位的肌肉缩小。如果是咀嚼肌过于发达引起的四方脸，则可以通过注射肉毒杆菌来矫正脸形。只不过肉毒杆菌的效果不是永久性的，6~10个月以后会恢复原状，此时需要再次注射肉毒杆菌。经过几次反复手术，会抑制肌肉的自我恢复能力，达到半永久性的效果。

肉毒杆菌注射手术适用于以下人群：咀嚼肌发达引起的四方脸；颌骨不突出，但是脸颊上肉过多的人；脸庞较大但是颌骨突出不严重的人；削颌骨后效果不显著的人；颌骨突出但是不愿意动手术刀的人。

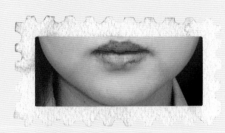
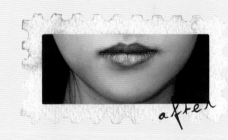

除皱：对于微笑时凸显出来的笑纹、横向的皱纹，肉毒杆菌的效果十分显著，同时它还适用于以下部位的除皱手术：眼周、额头、眉间、鼻梁、上唇、颈部等，但对于嘴侧的"八字纹"，如果注射肉毒杆菌，周边肌肉麻痹后会显得极其不自然，此部位一般不采用肉毒杆菌。如果皱纹很深，需要用手指才能抻平，肉毒杆菌和填充物并用，效果更佳。

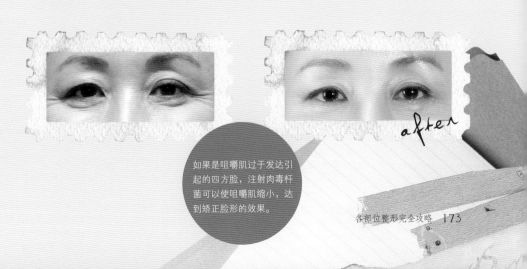

如果是咀嚼肌过于发达引起的四方脸，注射肉毒杆菌可以使咀嚼肌缩小，达到矫正脸形的效果。

图书在版编目（CIP）数据

没读过我就别整容／（韩）金炳键著；贾洁译.
—南京：译林出版社，2012.5
ISBN 978-7-5447-2774-7

Ⅰ.①没… Ⅱ.①金… ②贾… Ⅲ.①美容术－基本知识
Ⅳ.①R622

中国版本图书馆CIP数据核字（2012）第076791号

著作权合同登记号 图字：10-2012-193号

书　　名	没读过我就别整容
作　　者	〔韩国〕金炳键
译　　者	贾　洁
责任编辑	陆元昶
特约编辑	赵迪秋
装帧设计	齐　娜　张萌萌
原文出版	DONG-A ILBO，2010
出版发行	凤凰出版传媒集团
	凤凰出版传媒股份有限公司
	译林出版社
集团地址	南京市湖南路1号A楼，邮编：210009
集团网址	http://www.ppm.cn
出版社地址	南京市湖南路1号A楼，邮编：210009
电子信箱	yilin@yilin.com
出版社网址	http://www.yilin.com
印　　刷	北京燕泰美术制版印刷有限责任公司
开　　本	710×1000毫米 1/16
印　　张	11.75
字　　数	120千字
版　　次	2012年8月第1版 2012年8月第1次印刷
标准书号	ISBN 978-7-5447-2774-7
定　　价	46.80元

译林版图书若有印装错误可向承印厂调换